I0052562

TRAITÉ
DU GOITRE ET DU CRÉTINISME,

SUIVI DE LA

STATISTIQUE DES GOITREUX ET DES CRÉTINS

Dans le bassin de l'Isère en Savoie, dans les départements de l'Isère,
des Hautes-Alpes et des Basses-Alpes,

Par B. NIÈPCE,

Médecin-inspecteur des Eaux minérales sulfureuses d'Allevard,
Conservateur du musée géologique de Saône-et-Loire,
Membre de plusieurs sociétés savantes.

> Il ne faut jamais travailler dans le but de soutenir
> une théorie, parce qu'alors l'esprit se prévient... Notre
> seul but doit être la découverte de la vérité.
> (G. CUVIER, *Opinion sur les théories
> en général*).
> Les faits bien établis sont la seule puissance en crédit.
> (GUIZOT).

TOME DEUXIÈME.

—————

PARIS,
CHEZ J.-B. BAILLIÈRE, LIBRAIRE,
Rue de l'Ecole de Médecine, 13.

———

1852.

A

MONSEIGNEUR JÉROME BONAPARTE,

Maréchal de France,
Président du Sénat, Gouverneur général des Invalides.

MONSEIGNEUR,

LA bienveillante protection que vous avez toujours accordée à mon père, votre ancien sujet, le colonel Nièpce, qui eut l'honneur de commander vos gardes du corps en Westphalie, me fait espérer que vous accueillerez avec bienveillance la dédicace de l'ouvrage en deux volumes que je publie sur le goître et le crétinisme.

Je serai heureux, mon prince, de publier sous vos auspices ce traité du goître et du crétinisme, question qui intéresse à un si haut degré les populations malheureuses des hautes montagnes du globe qui en sont si cruellement atteintes dans leurs formes et leur intelligence.

Recevez aujourd'hui, Monseigneur, ce témoignage public de ma gratitude et de ma profonde reconnaissance.

B. NIÈPCE.

INTRODUCTION.

A la fin du premier volume de cet ouvrage, j'ai annoncé que tous les documents nécessaires pour la confection de la statistique des goîtreux et des crétins n'étant pas encore réunis, je la publierais prochainement en un second volume. C'est cette promesse que je viens tenir aujourd'hui en faisant paraître cette 2e partie, qui renferme la statistique des goîtreux et des crétins en Savoie, dans les départements de l'Isère, des Hautes-Alpes et des Basses-Alpes, et quelques considérations sur le goître dans les départements de l'Ardèche, de la Haute-Loire et de la Loire. J'y ai ajouté mes nouvelles recherches sur l'action que les eaux pouvaient avoir sur le développement de ces infirmités, qu'elles renfermassent ou non des iodures; celles sur la composition chimique de l'air atmosphérique que respirent les populations des Alpes, soit en été dans les vallées et sur les hauteurs, à l'air libre, soit en hiver, dans les étables, où elles passent huit mois de l'année. J'ai également ajouté de nouvelles recherches nécroscopiques que j'ai faites depuis la publication du premier volume. Ces nouvelles études avaient une importance trop grande pour qu'elles ne fussent pas consignées dans cet ouvrage, pour la confection duquel j'espère n'avoir rien négligé.

J'ai de plus ajouté des observations météorologiques recueillies dans les Alpes, afin de rechercher si l'électricité ne pouvait pas avoir sur le crétinisme une certaine influence.

Décembre 1851.

B. NIÈPCE.

QUATRIÈME PARTIE.

STATISTIQUE
DES GOITREUX ET DES CRÉTINS.

ÉTIOLOGIE
DU GOITRE ET DU CRÉTINISME.

CHAPITRE IX.

ACTION DE L'ÉLECTRICITÉ SUR L'ORGANISME.

CE n'est pas seulement parce que l'air est chaud, humide, malsain, dans les vallées des Alpes, qu'il peut être considéré comme une cause productrice du goître et du crétinisme, ou mieux, comme une cause dont l'action permanente sur l'organisme tend à le faire dégénérer. L'électricité contenue dans l'atmosphère agit également d'une manière remarquable. Si l'on admet avec la plupart des auteurs, avec M. Lévy, que, sous l'influence d'un excès d'électricité atmosphérique vitrée, la circulation capillaire, les sécrétions, la plupart des fonctions sont activées, tandis que, si l'électricité atmosphérique résineuse prédomine, l'excitation physiologique est remplacée par l'inertie musculaire, le ralentissement de la circulation, la diminution des sécrétions, etc., il est certain que nous trouverons une cause puissante de plus à ajouter à celles que nous avons reconnues capables de contribuer au développement du goître et du crétinisme. Dans les journées d'été, si l'atmosphère est lourde, on ressent, par l'excès de dégagement de l'électricité, un état de prostration tel, qu'on ne peut se livrer au travail qu'avec difficulté; les mouvements, les idées, sont frappés d'une espèce de paralysie, et l'on n'hésite pas à attribuer ces effets aux modifications subies par l'électricité atmosphérique; mais, ainsi que l'a fait remarquer avec raison M. Andral, dans aucune de ces circonstances on n'avait tenu compte des changements survenus dans la température, l'état hygrométrique, la pression atmosphérique; et dès lors il devenait impossible d'assigner, dans les effets produits par un modificateur très-complexe, la part appartenant à l'électricité atmosphérique considérée isolément.

Les nombreuses observations que j'ai recueillies à ce sujet m'ont permis d'en tirer quelques conséquences que je vais exposer.

Dans les Alpes, l'intensité de la tension électrique est en raison inverse de la température; et pendant les orages, l'électroscope, loin d'accuser une tension électrique très-forte, ne fournit que des indications variables, et souvent très-différentes dans des conditions météorologiques identiques en apparence. Il en résulte que, si quelques phénomènes se produisent effectivement, ils doivent être attribués, non à une tension plus forte, mais à une perturbation considérable de l'électricité atmosphérique. En effet, sur 704 observations que j'ai recueillies, j'ai constaté que l'électricité résineuse avait été de 632 fois, tandis que la présence de l'électricité vitrée ne m'avait été démontrée que 69. Quelle en est la cause? Je l'ignore; je laisse à de plus savants à en donner l'explication; je me borne à constater le fait.

Dans chaque observation, j'ai tenu compte de l'état hygrométrique de l'atmosphère, de la température et de la pression atmosphérique.

TABLEAU renfermant les observations météorologiques faites à Allevard, vallée située au pied de la grande chaîne des Alpes, s'étendant entre la Maurienne et la France, recueillies à partir du mois d'octobre 1848 jusqu'au 25 septembre 1850.

La pression barométrique, à l'établissement thermal d'Allevard, est de 0,715; la hauteur au-dessus du niveau de la mer est de 475 mètres.

ANNÉES et mois	DIRECTION des vents.		MOYENNES thermo-métriques.	MOYENNES baromé-triques.	MOYENNES hygro-métriques.	NATURE de l'électricité.	ÉTAT du ciel.	MOYENNES des jours d'orage.
		jours.				fois.	jours.	jours.
1848 Oct. .	Ouest.. Sud. . . S.-ouest Nord . . N.-ouest Est....	9 7 4 5 3 2	+ 6,95	0,712	87	Résin.. 28 Vitrée, 2	Soleil . . 10 Brouill. 5 Nuag... 11 Pluie... 4 Gel. bl.. 10	3
Nov..	Ouest.. Sud.... S.-ouest Nord... N.-ouest Est. ...	7 3 9 5 7 0	− 5,24	0,711	99	Vitrée, 3 Résin., 27	Soleil.. 2 Brouill. 7 Pluie... 5 Neige.. 6 Nuag... 8 Gelée.. 10	0
Déc. .	N.-ouest Sud.... S.-ouest Nord... Est. ... Ouest..	13 2 5 6 1 4	− 9,17	0,712	82	Vitrée, 2 Résin., 26	Soleil.. 7 Neige.. 10 Nuag... 11 Brouill. 3 Pluie... 2 Gelée.. 25	2

ANNÉES et mois.	DIRECTION des vents. (jours)	MOYENNES thermo-métriques.	MOYENNES baromé-triques.	MOYENNES hygro-métriques.	NATURE de l'électricité. (fois)	ÉTAT du ciel. (jours)	MOYENNES des jours d'orage. (jours)
1849 Janv..	Nord... 14 / N.-ouest 6 / Est.... 4 / S.-ouest 5 / Sud.... 1	−10,05	0,709	80	Résin., 30	Soleil.. 7 / Neige.. 5 / Nuag... 15 / Brouill. 3 / Gelée.. 22	4
Févr..	Nord... 5 / N.-ouest 7 / Sud.... 2 / S.-ouest 10 / Ouest.. 4 / Est ... 0	−8,04	0,711	82	Vitrée, 5 / Résin., 24	Soleil.. 8 / Neige.. 6 / Couv... 12 / Incert.. 4 / Gelée... 17	3
Mars .	Sud.... 5 / S.-ouest 6 / Ouest.. 5 / Nord... 7 / N.-ouest 6 / Est.... 1	−3,96	0,713	88	Vitrée, 2 / Résin., 28	Soleil.. 4 / Neige.. 5 / Pl. et n. 8 / Grésil.. 3 / Nuag... 8 / Brouill. 3 / Gelée.. 11	5
Avril .	Sud.... 8 / S.-ouest 5 / Ouest.. 4 / Nord... 3 / N.-ouest 5 / Est.... 2 / N.-est.. 1 / S.-est.. 2	+3,05	0,717	95	Vitrée, 1 / Résin., 30	Soleil.. 5 / Nuag.. 10 / Gelée.. 5 / Pluie... 8 / Neige.. 3 / Gresil.. 2	2
Mai . .	Nord. . 4 / N.-ouest 5 / Ouest.. 6 / Sud.... 4 / S.-ouest 3 / S.-est . 6	+5,08	0,713	87	Résin., 30	Soleil.. 8 / Nuag... 5 / Pluie... 7 / Grésil.. 5 / Neige.. 1 / Brouill. 6	5
Juin..	Sud.... 9 / S.-est.. 11 / Ouest.. 3 / Nord. . 6 / Est. ... 2 / N.-ouest 1	+15,19	0,715	86	Vitrée, 2 / Résin., 30	Soleil.. 16 / Nuag... 5 / Pluie... 4 / Incert.. 3	8
Juill..	Sud.... 10 / S. Est.. 6 / Ouest.. 2 / Nord . . 7 / N.-est.. 2 / Est.... 2	+17,03	0,711	88	Résin., 30	Soleil.. 16 / Nuag... 6 / Pluie... 4 / Incert.. 5	9
Août .	Nord... 8 / N.-ouest 2 / Ouest.. 2 / Sud ... 6 / S.-est.. 9 / Est.... 3	+18,09	0,712	92	Résin., 30	Soleil.. 20 / Nuag... 5 / Pluie... 2 / Incert.. 5	8

ANNÉES et mois	DIRECTION des vents.	MOYENNES thermométriques.	MOYENNES barométriques.	MOYENNES hygrométriques.	NATURE de l'électricité.	ÉTAT du ciel.	MOYENNES des jours d'orage.
	jours.				fois.	jours.	jours.
1849 Sept...	Nord... 4 / Ouest.. 6 / N.-ouest 2 / Sud.... 5 / S.-ouest 4 / Est.... 5 / S.-est.. 4	+9,23	0,712	89	Vitrée, 4 Résin., 27	Soleil.. 7 / Nuag... 8 / Pluie... 5 / Incert.. 6 / Brouill. 3	3
Oct...	Sud... 5 / S.-ouest 7 / Ouest.. 5 / Nord... 3 / N.-ouest 5 / Est.... 3	+6,28	0,713	85	Vitrée, 1 Résin., 29	Soleil.. 6 / Nuag.. 5 / Pluie... 3 / Incert.. 10 / Gel. bl.. 10	2
Nov..	Ou st.. 6 / Nord... 5 / N.-ouest 7 / Sud.... 3 / S.-ouest 6 / Est.... 1	—4,19	0,710	93	Résin., 30	Soleil.. 2 / Nuag... 9 / Pluie... 3 / Gelée.. 11 / Brouill. 6	0
Déc..	Nord... 10 / N. ouest 6 / Ouest. 5 / S.-ouest 5 / Est.... 3	—9,06	0,712	85	Vitrée, 2 Résin., 28	Soleil.. 5 / Gelée.. 24 / Brouill. 2 / Neige.. 6	1
1850 Janv..	Nord... 11 / N.-ouest 6 / Sud.... 2 / S.-ouest 5 / Est. ... 2	—10,02	0,712	87	Vitrée, 3 Résin., 25	Soleil.. 3 / Nuag... 5 / Incert.. 6 / Gelée.. 19 / Neige.. 6	2
Févr..	Nord... 8 / N.-ouest 3 / Sud.... 6 / S.-ouest 5 / Est.... 3	—5,06	0,713	86	Vitrée, 1 Résin., 30	Soleil.. 8 / Incert.. 6 / Gelée.. 11 / Brouill. 4 / Nuag... 2 / Neige.. 3	1
Mars.	Nord .. 6 / N.-ouest 4 / Sud.... 5 / S.-ouest 6 / Ouest.. 4 / Est.... 1	—2,04	0,710	91	Résin., 30	Soleil.. 2 / Neige.. 6 / Brouill. 8 / Nuag... 4 / Gelée.. 6	2
Avril.	Nord... 3 / N.-ouest 9 / Sud.... 5 / S.-ouest 4 / Ouest.. 6	+2,25	0,714	92	Vitrée, 3 Résin., 25	Soleil.. 5 / Brouill. 6 / Neige.. 3 / Gel. bl. 9 / Couv... 6	3

ANNÉES et mois.	DIRECTION des vents.		MOYENNES thermo-métriques.	MOYENNES baro-métriques.	MOYENNES hygro-métriques.	NATURE de l'électricité.	ÉTAT du ciel.		MOYENNES des jours d'orage.
		jours.				fois.	jours.		jours.
1850 Mai..	Nord .. Sud... S.-est . S.-ouest Ouest.. Est.. ..	2 6 5 4 6 2	+7,39	0,709	96	Vitrée, 3 Résin., 26	Soleil.. Pluie... Couv... Neige.. Incert..	7 9 13 1 3	6
Juin..	Nord... N.-ouest Sud.... S. est.. Ouest.. Est.... N.-est..	5 2 5 6 1 4 3	+12,52	0,715	97	Résin., 31	Soleil. . Pluie... Couv... Incert..	17 4 3 5	8
Juill..	Nord... Sud.... S.-est.. Ouest.. N.-ouest	10 5 7 2 3	+15,23	0,712	85	Résin., 30	Soleil. . Pluie... Couv... Nuag...	22 2 3 5	7
Août .	Nord .. S.-est.. Sud... Ouest.. N.-ouest Est.. ..	6 3 4 6 3 5	+17,39	0.711	88	Vitrée, 2 Résin., 28	Soleil. . Pluie... Couv... Brouill.	14 6 3 1	5
Sept..	Nord... Sud.... S.-est.. N.-ouest Ouest.. Est....	4 5 3 4 6 2	+9,20	0,712	83	Vitrée, 1 Résin., 28	Soleil. . Couv... Pluie... Brouill.	10 5 3 6	3

TABLEAU *indiquant les moyennes thermométriques, barométriques, hygrométriques, et la nature de l'électricité pendant les orages qui ont eu lieu depuis le mois d'octobre 1848, jusqu'au 25 septembre 1850, à Allevard.*

ANNÉES et mois.	jours.	MOYENNES thermo-métriques.	MOYENNES baromé-triques.	MOYENNES hygro-métriques	NATURE de l'élec-tricité.	NATURE de l'orage.	DIRECTION des vents.
1848 Oct...	3	+16	0,717	97	Résin.	Tonn., pluie.	Sud.
	13	+20	0,715	89	Résin.	Id. grêle.	Sud-ouest.
	22	+17	0,709	93	Vitr.	Id. pluie.	S.-sud-est
Déc. .	5	+2	0,711	87	Résin.	Vent viol.	Sud-ouest.
	11	—8	0,713	89	Résin.	Tonnerre.	Sud-ouest.
1849 Mai ..	2	+12,41	0,713	92	Résin.	Tonn., pluie.	Sud-ouest.
	7	+17,29	0,717	88	Résin.	Id. grêle.	N.-ouest.
	22	+19,96	0,712	93	Vitr.	Id. pluie	Sud.
	28	+21,32	0,713	86	Résin.	Vent viol.	Sud.
	30	+18,42	0,711	87	Vitr.	Tonn., grêle.	Sud-est.
Juin..	2	+21,03	0,707	89	Résin.	Tonn., pluie.	Sud.
	5	+19,48	0,712	92	Résin.	Id. pluie.	Sud.
	7	+22,10	0,713	94	Vitr.	Id. grêle.	Ouest.
	9	+17,14	0,712	96	Résin.	Id. pluie.	Ouest.
	11	+23,16	0,711	97	Vitr.	Id. id.	N.-ouest.
	13	+30,05	0,709	88	Résin.	Id. grêle	Sud-ouest.
	18	+28,36	0,708	83	Résin.	Id. id.	Sud-est.
	19	+25,07	0,715	85	Résin.	Id. pluie.	Sud.
Juill..	1	+27,04	0,710	82	Résin.	Tonnerre.	Sud.
	14	+28	0,709	89	Vitr.	Tonn., pluie.	Ouest.
	16	+30,37	0,713	82	Résin.	Id. grêle.	Sud-ouest.
	17	+31,48	0,715	89	Résin.	Grand vent.	N.-ouest.
	20	+25.54	0,708	83	Vitr.	Grêle.	Sud-est.
	22	+19,62	0,717	82	Résin.	Tonnerre.	Est.
	23	+22,07	0,712	88	Résin.	Petite pluie.	Sud-ouest.
	26	+28,84	0,711	92	Résin.	Tonn., grêle.	N. ouest.
	30	+25,95	0,718	92	Vitr.	Id. id.	Nord.
Août..	3	+19,07	0,698	88	Vitr.	Grêle.	Sud.
	7	+22	0,717	86	Résin.	Id.	Sud-ouest.
	8	+29,05	0,709	85	Résin.	Pluie.	Sud-est.
	11	+28,42	0,711	89	Vitr.	Tonnerre.	Ouest.
	19	+30	0,713	87	Résin.	Id.	Nord.
	22	+17,05	0,705	83	Résin.	Tonn., grêle.	N.-ouest.
	27	+21,03	0,712	93	Résin.	Id. pluie	Sud-est.
	30	+19,97	0,716	91	Résin.	Grêle.	Sud.
Sept..	2	+16,02	0,702	94	Résin.	Pluie.	Sud.
	11	+17,97	0,709	85	Résin.	Tonn., grêle.	Sud-est.
	15	+15,20	0.197	96	Résin.	Pluie.	Ouest.

ANNÉES et mois.	jours.	MOYENNES thermométriques.	MOYENNES barométriques.	MOYENNES hygrométriques.	NATURE de l'électricité.	NATURE de l'orage.	DIRECTION des vents.
1850	2	+20,04	0,711	88	Vitr.	Tonn.,pluie.	Sud.
	5	+22,43	0,712	97	Résin.	Gr. pluie.	Sud-ouest.
	9	+30	0,709	83	Vitr.	Grêle.	Est.
Juin.	13	+28,51	0,712	92	Résin.	Pluie.	Sud.
	17	+25	0,715	90	Résin.	Tonn., grêle.	Ouest.
	23	+30,42	0,711	93	Résin.	Gr. pluie.	Sud-ouest.
	2	+27	0,701	83	Vitr.	Tonnerre.	Sud.
	5	+29,05	0,708	97	Résin.	Gr. pluie.	Sud-ouest.
	9	+21,42	0,696	92	Résin.	Vent.	Sud.
Juill..	11	+22,46	0,710	85	Résin.	Tonn., grêle.	Sud-est.
	20	+18,72	0,711	82	Résin.	Id. id.	Nord-ouest.
	23	+30	0,713	98	Vitr.	Gr. pluie.	Sud.
	28	+29,31	0,707	93	Résin.	Petite pluie.	Sud-est.
	1	+21	0,708	82	Résin.	Tonnerre.	Est.
	7	+19,92	0,711	92	Vitr.	Pluie, grêle.	Sud-ouest
Août .	14	+17	0,712	93	Vitr.	Tonn., pluie.	Ouest.
	22	+22,05	0,708	82	Résin.	Grêle.	Nord.
	26	+30	0,711	97	Résin.	Gr. pluie.	Ouest.
	29	+28	0,713	81	Résin.	Tonnerre.	Sud-est.
Sept..	2	+16	0,711	93	Vitr.	Pluie.	Sud.
	9	+19	0,712	95	Résin.	Tonn., grêle.	Sud-ouest.

La température, après chaque orage, s'abaissait fortement, et ce n'était que le lendemain qu'elle s'élevait. Cet abaissement de la température m'a paru toujours dépendre de la quantité plus ou moins grande de grêle ou de neige qui était tombée sur les sommités de la chaîne principale. Ainsi, le 23 juillet 1850, la moyenne du thermomètre pendant l'orage fut de plus de 30 degrés. L'orage dura pendant toute la soirée, et le lendemain matin, la neige couvrait tous les pâturages des montagnes, et présentait en général une épaisseur de plus de 35 centimètres. Dans l'après-midi, la température s'éleva fortement, et quelques heures de chaleur suffirent pour faire fondre toute cette neige.

Pendant les 29, 30 juillet et 1er août 1851, il y eut des orages très-violents, accompagnés de tonnerre, de grêle et de pluies torrentielles qui s'étendirent sur une partie des Alpes de l'Isère, principalement sur les montagnes de la Grande-Chartreuse et d'Allevard; les torrents devinrent très-gros, et, par suite, occasionnèrent des dégâts considérables sur tout leur parcours. L'électricité, pendant ces trois journées, a toujours été résineuse; la moyenne thermométrique de plus de 29°, 37; la pression barométrique de 0°, 689, et la moyenne hygrométrique de 97°. Les neiges perpétuelles fondirent rapidement, les glaciers diminuèrent notablement, ce qui peut s'expliquer par la haute température qu'un courant rapide du sud amena sur ces sommités. Pendant ces trois jours, l'air et la pluie contenaient de l'iode.

L'échange rapide d'électricité qui se fait dans les hautes montagnes, où les nuages passent sans cesse près du sol en combinant l'électricité dont ils sont chargés avec celle qui se dégage de la terre, peut donner une explication des phénomènes si remarquables que j'ai constatés dans la végétation des Alpes.

Tous les voyageurs qui ont parcouru ces montagnes y ont certainement remarqué plusieurs climats différents, soit par la hauteur barométrique, soit par la température, soit par la nature de leurs productions. Les plaines et le fond des vallées sont couverts par les blés et les vignes qui s'étendent encore sur les pentes des coteaux les moins élevés. A mesure que ces pentes s'élèvent, les blés font place aux seigles, aux avoines et aux champs de pommes de terre. Plus haut, sur les montagnes contre lesquelles s'appuient ces coteaux, on trouve les bois, d'abord composés de chênes, puis de noisetiers et de sapins; après les forêts viennent les gazons, pâturages des Alpes, et enfin les débris des cimes des crêtes élevées, où l'on ne trouve que des glaciers et des neiges éternelles.

Cette description indique évidemment cinq climats différents, bien tranchés, que le moindre observateur reconnaît à première vue dans toutes les hautes montagnes. Bien que le pinus picea ne vienne que difficilement à l'exposition du sud, ainsi que les autres résineux, il est certain qu'ils offrent ordinairement une ligne horizontale traçant une bande bien détachée, séparée, d'un côté, par les dernières terres cultivées; de l'autre, par le commencement des pâturages ou gazons.

En partant du niveau de l'Isère au pied du fort Barraux, à l'embranchement des vallées de Chambéry et du Graisivaudan, et s'élevant par Allevard, cette bande se porte sur toute la chaîne qui s'étend depuis la vallée de la Maurienne jusqu'à celle de l'Oisans, et qui borde la vallée du Graisivaudan à l'est, de 0,649mm du baromètre à 0,595mm, et depuis 1100 à 1700 mètres au-dessus du niveau de la mer. Le pinus larix, le pinus sylvestris genevensis, le betula alba, et les salix reticulata, lanata, herbacea, etc., ne se bornent pas constamment à cette zone des sapins; mais, outre que les espèces nombreuses de ce dernier genre ressemblent souvent, par leur petitesse, aux gazons plutôt qu'aux bois, il est vrai aussi que les autres deviennent si clair-semées au-dessus des sapins, que la ligne de démarcation est toujours appréciable.

En parcourant les hautes vallées qui se rendent à celles de l'Isère, depuis cette dernière jusqu'au sommet du Mont-Cénis, en parcourant les montagnes qui bordent la vallée de l'Arc, mon but était de prendre les hauteurs barométriques des différents villages où il existe des crétins; mais quel a été mon étonnement lorsque j'ai trouvé des villages, des champs cultivés à la même hauteur, où plus bas je n'avais trouvé que les bois et les gazons! Evidemment, les climats n'étaient pas les mêmes, quoiqu'ils conservassent le même ordre; il n'y avait qu'un seul changement, celui de la diminution dans l'épaisseur de la couche atmosphérique. Cependant, il faut tenir compte de l'exposition de chaque pays, des courants atmosphériques, causes qui doivent exercer une action sur ces variations, et de l'évaporation plus ou moins forte qui est en raison du mouvement des eaux sur la surface d'un pays.

Il est certain que les courants atmosphériques d'un pays sont en raison de sa pente, car, ainsi que je l'ai démontré, une vallée profonde, fortement encaissée

par des montagnes qui obligent les vents de s'élever
au-dessus pour laisser sans mouvement la partie de
l'atmosphère qui en forme pour ainsi dire le remplis-
sage, devient humide, malsaine, sujette aux fièvres
intermittentes, aux maladies scrofuleuses, au goître et
au crétinisme, en rendant nulles toutes les causes capables de contribuer à sa salubrité ; tandis que d'autres vallées, quoique également couvertes d'eau, mais
plus inclinées, moins profondes, plus ouvertes, mieux
balayées par des courants continuels qui rasent la surface de la terre, aidés par la chute des eaux, sont plus
saines, quoique plus froides.

Ainsi, en partant de Pontcharra, village situé sur
les bords de l'Isère, dans la vallée du Graisivaudan, à
289 mètres au-dessus du niveau de la mer, la zone
des sapins commence à 1120 mètres.

Dans la vallée d'Allevard, les seigles finissent de
croître, ainsi que les avoines, à 1247 mètres ; la zone
des sapins finit à 1660 ; les gazons se trouvent à
1513 mètres, et les neiges perpétuelles commencent
à 2514 mètres.

Dans la vallée de l'Arc, en suivant toujours une
ligne dirigée de l'Isère au Mont-Cénis, point culmi-
nant de la chaîne principale des Alpes, on trouve, non-
seulement les seigles, mais encore des froments, et
même quelques fruits à noyaux, à Montpascal, à 1555
mètres, et à Albiez-le-Vieux, à 1566 mètres. Nous
avons vu plus bas qu'à Gleizin, le chalet des trou-

peaux, placé au milieu des prairies des Alpes, était à 1513 mètres, et qu'à cette même élévation, où l'on ne trouvait plus ni avoine ni seigle, le froment et les cerisiers croissent, fleurissent et portent des fruits, à Albiez-le-Vieux, et qu'au-dessus de ce village, les gazons ne se rencontrent qu'à 2513 mètres, hauteur à laquelle nous avons trouvé près d'Allevard les neiges perpétuelles.

J'ai vérifié le même fait près de Briançon, où j'ai constaté que le sol où les seigles peuvent croître et mûrir sur le mont Genèvre, à 1800 mètres, est réellement plus élevé qu'un pareil sol, aux environs de Grenoble, de plus de 800 mètres, puisqu'à la température moyenne le mercure s'y tient plus élevé de 0,045mm, et qu'à l'élévation de Taillefer, où le mercure se tient à 0,596mm, terme moyen du mont Genèvre, se trouvent les pelouses, les chalets, où les arbustes des Alpes refusent même de croître.

Il n'est pas moins vrai encore qu'au terme moyen du baromètre, au village de Chaillol, où se trouvent des seigles, même quelques fruits à noyau, du jardinage, quelques froments, le mercure se tient au-dessous de 0,649mm, tandis qu'à la même élévation, sur Taillefer, les bois de sapin cessent de croître.

L'exposition influe peu sur ces différentes zones, car le berceau de la Morte, de Lavaldens, près de Taillefer, est à peu près au midi, par conséquent plus favorable que celui du mont Genèvre qui s'ouvre du

sud-ouest au nord-est, enfoncé entre deux montagnes
au nord et au midi. Chaillol est plus ouvert, plus aéré
que Lavaldens ; il fait partie du Champsaur, pays sec
et frais, grand berceau, bien évasé, exposé au nord,
le plus sain, sans contredit, qu'on puisse désirer.

Mais Molines, autre petite vallée resserrée par les
grandes montagnes, exposée au nord, offre à peu près
les mêmes productions qu'à Chaillol, à la même élévation. Il y a de Chaillol au Drac, fond de la vallée,
$0,027^{mm}$ de différence seulement ; au lieu qu'il y en
a plus de $0,081^{mm}$ de la Morte à la Romanche qui
passe à Vizille. Orcière, village situé près de la source
du Drac, à 1397 mètres, perçoit de l'orge, du chanvre et du jardinage.

Ce qui prouve qu'il y a, pendant l'époque de la végétation, c'est-à-dire pendant les mois de juin, de juillet et d'août, des courants électriques continuels et
considérables sur les points élevés, ce sont les fréquents orages que l'on y observe si souvent plusieurs
fois par semaine. Ce qui vient à l'appui de cette vérité, ce sont les phénomènes qu'ont observés tous les
savants qui se sont élevés sur les pics, où ils ont vu
qu'il suffit qu'un très-petit nuage vienne à passer près
d'un pic, pour qu'à l'instant même un coup de tonnerre se fasse entendre.

A chaque pas, l'observateur remarque sur les pics
et le long des moraines des roches foudroyées ; et
comme les rochers ne sont découverts qu'en été, il

est évident que ce n'est que pendant un temps très-court qu'ils ont dû être frappés de la foudre.

C'est, je crois, à cet échange continuel d'électricité que l'on observe d'autant mieux qu'on s'élève davantage sur les chaînes des Alpes, que l'on doit attribuer ces grandes variations qui existent dans les différents climats, des froments, des seigles, des bois, des gazons et des neiges perpétuelles des Alpes.

CHAPITRE X.

RECHERCHE DE L'IODE DANS L'AIR, LES EAUX ET LES
PRODUITS ALIMENTAIRES DES ALPES DE LA FRANCE,
DE LA SAVOIE ET DU PIÉMONT.

Toutes les fois qu'une question neuve est soulevée
et qu'elle présente de l'intérêt, ce n'est jamais un
homme seul qui s'en occupe. Elle devient un champ
fécond d'étude pour de nombreux observateurs. C'est
une voie nouvelle ouverte à la science, aux recherches scientifiques, et où la vérité gagne toujours.
Dans toutes les découvertes, il en a toujours été ainsi;
car il est rare qu'un seul esprit ait le privilége de
saisir tout le vrai d'une question. Le concours de
diverses intelligences, de nombreux dévouements,
est toujours indispensable. C'est ainsi que dans cette
importante question du goître et du crétinisme,
vaste sujet d'études auxquelles se sont livrés tant
d'esprits, la vérité semble vouloir se faire jour, grâce
à ce concours de zèles, d'efforts, de savantes recherches auxquels on s'est livré depuis deux années.

Jusqu'à présent, on attribuait uniquement le crétinisme et le goître aux influences fâcheuses de
causes multiples qui n'existent réellement que dans
les contrées où ces maladies se rencontrent. M.

Chatin, découvrant avec une grande science d'analyse chimique, que l'iode est un élément très-répandu dans la nature, a conclu que son action sur l'organisme humain devait être nécessaire à sa condition normale d'organisation, et qu'il existait une analogie certaine entre l'affaiblissement des proportions d'iode et le développement du goître et du crétinisme. L'absence de l'iode dans l'air, les eaux, le sol d'une contrée, serait donc une cause de plus à ajouter aux autres, qu'il est impossible de méconnaître.

L'iode a une influence bien reconnue dans le développement des difformités physiologiques propres à quelques pays. C'est un fait acquis à la science et désormais irrécusable. Cette influence de l'iode sur la santé de l'homme, date de longtemps, et chacun sait que ce médicament est un véritable spécifique contre le goître. M. Boussingault avait remarqué dans les Cordillières de la Nouvelle-Grenade, qu'à Sanson, dans la province d'Antiochia, la population était préservée d'affections épidémiques par l'usage d'un sel iodifère, et que le goître y était inconnu, tandis que, dans les contrées voisines, les populations en étaient infectées.

S'il est certain que l'iode a une action bien marquée contre les engorgements de la glande thyroïde, il ne faut pas en conclure, ainsi que vient de le faire M. Fourcault, dans une note qu'il a lue à l'Académie des sciences, que la présence de l'iode dans différents milieux, tels que l'air et les eaux, soit une condition indispensable pour le parfait développement de l'organisme. Cet habile observateur donne, à mon avis, une trop grande influence à l'iode, quand il dit que les grandes mers étant très-iodées, et les atmosphères des rivages maritimes surpassant aussi en iodation les atmosphères continentales, il se pourrait que l'iode fût pour quelque chose dans le développement physiologique constaté sur les hommes et les animaux. A l'appui de son opinion, il dit que les races d'hommes, de la plus haute taille, habitent les Archipels, qu'on les chercherait vainement dans la profondeur des continents.

Si les mers de l'Océan pacifique sont très-riches en iode, expérience qui n'a pas encore été faite, que je sache, les races malaises qui habitent les Archipels de l'Inde devraient être remarquables par leur taille; et pourtant c'est le contraire, puisque tous les naturalistes, entre autres Lesson, dans son *Histoire naturelle de l'homme,* disent qu'en général les hommes du rameau malais sont remarquables par la médiocrité de leur taille, que les femmes, surtout, ont des proportions peu développées, et qu'à Amboine, Java, Bouru, Madura et autres lieux, il n'y a que peu d'exceptions à ce fait. Suivant cet observateur, la taille commune des hommes est au plus de quatre pieds quatre ou cinq pouces. La race humaine diffère essentiellement, dans ces contrées, de celle des animaux, qui sont tous de grande taille. Si les habitants des contrées dont nous venons de parler sont de petite taille, les Océaniens, qui, d'après M. Bory de Saint-Vincent, forment la race océanique, sont, au contraire, d'une taille élevée : le rameau océanien est supérieur à ceux qui forment avec lui la population des îles de la mer du Sud. Comparativement à la race malaise, ce rameau est infiniment moins considérable. Il est donc évident que la présence de l'iode n'a pas sur ces peuples, sur leur développement physiologique, une action aussi directe que le pense M. Fourcault, puisque les populations de la mer du Sud ne sont pas toutes d'une taille remarquable.

Je suis parfaitement de l'avis de MM. Boussingault, Grange, Fourcault et Chatin, qu'il faut faire de l'iodation le plus possible dans les lieux les moins iodés et signalés par la co-existence du goître et du crétinisme. Il serait certainement très-utile que les populations ne consommassent que du sel iodifère ; mais comment iodifier les engrais pour que les terres et les plantes acquièrent une dose plus forte de l'élément chimique, qui ne s'y trouve pas représenté en quantité suffisante, ainsi que le recommandent ces deux derniers observateurs ?

L'importante découverte de l'iode dans l'air, les eaux et le sol, faite par M. Chatin ; l'importance que ce savant chimiste attribue à ce principe chimique, sur le développement du goître et du crétinisme,

m'ont engagé à rechercher si ce principe existait
dans ces mêmes milieux, dans les Alpes françaises et
les Alpes des provinces de Saluces et de Coni en Piémont. Pendant que je me livrais à ces recherches
dans les départements français, compris entre le
Rhône et le sommet de la grande chaîne des Alpes
qui forme la séparation de la France et du Piémont,
en partant de l'extrémité nord du département de
l'Isère, et me dirigeant vers la Méditerranée par les
départements de l'Isère, de la Drôme, des Hautes-
Alpes et des Basses-Alpes, traversant les Alpes du
Var, parcourant les provinces sardes de Coni et de
Saluces, situées dans les vallées de la Stura et la
partie supérieure de celle du Pô, M. Chatin, avec
lequel je venais de faire, à Allevard, une série d'observations sur les eaux de pluie tombées pendant
l'été, et que j'avais eu soin de recueillir pendant cette
saison, en tenant note exacte de la direction des
vents, se dirigeait de son côté vers le Piémont, par la
Savoie, les vallées de la Tarentaise et d'Aoste. Il
parcourut la vallée du Pô, analysa l'air à Turin, à
Albe, Acqui et Gênes, et revint par les vallées de
Suze, de Maurienne, pour regagner Paris par les
montagnes du Forez et de l'Auvergne, afin d'obtenir
des résultats comparatifs les plus complets.

Les rapprochements des études faites par M.
Chatin et par moi, dans cette partie des Alpes comprise entre le 46ᶜ et 44ᶜ degrés de latitude septen-

trionale, entre le 2°18' et le 6" de longitude orientale de Paris, ont pour effet de bien mettre en lumière la quantité d'iode qui existe dans l'atmosphère des Alpes.

Avant de parler des résultats de nos recherches analytiques, je crois devoir exposer ceux de M. Chatin, car on verra que je diffère avec lui sur le fait suivant, que dans les hautes vallées des Alpes ouvertes du côté du Sud, et où les vents provenant de cette vallée ont leur libre parcours, l'air contient de l'iode en quantité notable. Le numéro du 17 novembre 1851, des comptes-rendus de l'Académie des sciences, donne l'extrait suivant du Mémoire que M. Chatin avait lu dans une des séances précédentes de l'Institut :

« Lorsqu'on se dirige sur les Alpes par la Bourgogne et Lyon, on constate qu'à partir de cette ville, ou plutôt du bassin du Rhône, l'atmosphère est sensiblement moins chargée d'iode que dans les bassins de la Seine, de la Tamise, de la Somme, de l'Oise, de l'Yonne, etc. La proportion de cet élément semble peu varier de Lyon à Rives, que sépare un immense plateau relevé de collines formées, pour la plupart, par la mollasse et le diluvium alpin. De Rives, on descend dans la partie basse de la vallée de l'Isère, au milieu de la magnifique plaine qu'encaissent les grandes collines diluviennes (600 à 700 mètres) qui couronnent Tullins et les hauts massifs (2000 mètres) néocomiens et crétacés de la Grande-

Chartreuse sur la rive droite, du Villard-de-Lans sur la rive gauche. Ici, la proportion d'iode, encore infé-rieure à celle du grand terrain diluvien, au milieu duquel s'élève Bourgoin, va en se relevant, du côté de la Provence, en s'abaissant toujours dans la direction de la grande chaîne des Alpes. Ce corps, dont je constatai encore la présence, quoique en quantité minime, à Tullins, à Grenoble et à Montmélian, s'est tout à fait soustrait à mes investigations en Tarentaise et en Maurienne, lorsque j'ai remonté le cours de l'Isère et de l'Arc. Les petites vallées encaissées de Vaulnaveys et d'Allevard sont à peine mieux partagées que les précédentes. Il résulte, toutefois, d'une série d'obser-vations (faites avec le concours de M. Nièpce, inspec-teur des eaux), qu'à Allevard, et sans doute sur bien d'autres points situés dans les conditions analo-gues, à la suite de certains coups de vent et de pluie qui précipitent l'iode des nuages au fonds des vallées, l'atmosphère se trouve tout à coup chargée de cet élément.

» Les vallées situées sur le versant italien des Alpes ne sont pas plus riches en iode que celles qui regar-dent la France; Aoste n'a pas offert plus de ce corps, que Moustiers et Saint-Jean-de-Maurienne.

» L'air des hauteurs du Villard-de-Lans, du petit Saint-Bernard et du Mont-Cénis, ne m'a donné que peu ou point d'iode, principe qui paraît, dès lors, ne pas être beaucoup moins rare sur les hautes montagnes que dans le fond des vallées. Je noterai ici une circonstance qui n'est pas sans intérêt. L'atmosphère du Villard-de-Lans n'était pas sensiblement iodée aux premiers jours d'août ; elle l'était, au contraire, en avril, ainsi que le pic de la Moucherolle, élevé de 2300 mètres. Est-ce là un accident, ou bien faut-il y voir l'indice de la généralité du fait observé à Paris, où la proportion de l'iode des pluies diffère notablement suivant les époques de l'année ?

» Lorsque des Alpes on descend dans les plaines du Piémont, on retrouve à peu près, sur une ligne partant d'Ivrée et allant à Gênes, en passant par Turin, Albe et Acqui, la même atmosphère que de Lyon à Grenoble. Si l'on descend la vallée du Pô, on constate que la proportion de l'iode s'est déjà un peu augmentée à Alexandrie.

» En revenant à Paris par le Forez et l'Auvergne, j'ai pu constater encore que Saint-Etienne, le Puy-en-Velay, Clermont et Aigueperse s'éloignent peu, au point de vue qui m'occupe, de Lyon, de Grenoble, de Chambéry et de Turin.

» Sous ce rapport, les contrées resserrées entre les Apennins et les Alpes, paraissent correspondre à celles comprises entre l'autre versant des Alpes et les montagnes de l'Auvergne. »

Il était important de pouvoir comparer des observations faites simultanément dans cette partie des Alpes et celle des Alpes maritimes, afin de savoir si, sur le sommet et dans les vallées de ces Alpes, l'air et les eaux douces contenaient la même quantité d'iode: c'est dans ce but que j'entrepris mon voyage dans les Alpes des départements français et celles des provinces sardes de Coni et de Saluces.

Les recherches analytiques que j'ai faites dans ces contrées m'ont conduit à diviser cette partie du sol, située entre le 2°,18' et la série des arêtes culminantes des Alpes, en plusieurs zones.

Première zone ou du Rhône. — Cette zone s'étend depuis Lyon jusqu'à la mer, entre le Rhône et le 3° longitude orientale, sous lequel se trouvent les villes de la Tour-du-Pin, la Côte-Saint-André, Saint-Marcellin, Die, Nyons, Carpentras et Apt. A Lyon, les cas de goître sont assez rares; mais, comme me l'a fait très-justement remarquer notre savant confrère, M. le docteur de Polinière, les femmes sont disposées à avoir le gros cou, symptôme précurseur du goître. L'air, les eaux, le sol, sont à la fois médiocrement iodurés. Il y a une notable différence entre les eaux du Rhône et de la Saône, sous le rapport de la quantité d'iode que contiennent les eaux de ces deux fleuves. Les eaux du Rhône ne renferment que 1/1000 de milligrammes d'iode, tandis que celles de la Saône en contiennent 1/300 de milligrammes. La proportion d'iode dans 8000 litres d'air, volume respiré par un homme en vingt-quatre heures, varie de 1/600 à 1/900 de milligrammes.

Depuis Lyon jusqu'à Tournon, la quantité d'iode reste la même; mais à Valence, elle se relève. Dans cette ville, on trouve dans 8000 litres d'air, un litre d'eau de pluie, un litre d'eau douce, 30 grammes de terre cultivée, 1/400 de milligrammes ; mais à partir de cette ville jusqu'à Avignon, la quantité d'iode augmente de plus en plus, et devient au maximum à mesure qu'on s'approche de la mer.

Sur l'extrémité orientale de cette zone, c'est-à-dire depuis sa partie nord, depuis la Tour-du-Pin jusqu'à Die, la quantité d'iode est la même, c'est-à-dire variant de 1/500 à 1/800 de milligrammes; mais, depuis Die jusqu'à Nyons, la quantité d'iode augmente et continue de s'accroître depuis cette ville jusqu'à Marseille.

Dans toute cette zone, on ne trouve des goîtreux que dans sa partie supérieure, entre Lyon, la Tour-du-Pin, Saint-Marcellin et Die. La partie inférieure en est complétement exempte. Nulle part on ne rencontre de crétins.

Deuxième zone ou des vallées des premiers contreforts des Alpes. — Cette zone s'étend depuis la Tour-du-Pin jusqu'au commencement de la vallée du Graisivaudan à Montmeillan, renfermant les soulèvements de la Grande-Chartreuse, du Villard-de-Lans, les montagnes du Vercors, de Die, une partie des arrondissements de Sisteron, de Forcalquier, comprise au-dessus du

43° latitude, et la partie s'étendant jusqu'à la mer. Dans cette zone se trouvent les villes de Montmeillan, Chambéry, Grenoble, Gap, Sisteron, Forcalquier.

Dans la partie de cette zone située au-dessus du 43° latitude, le goître est assez commun dans quelques vallées profondes, étroites, humides et malsaines, et on y observe des cas de crétinisme. La quantité d'iode est généralement inférieure à 1/1000 de milligrammes.

Dans la partie située au-dessous du 43° latitude, la proportion d'iode remonte au maximum, au type normal. C'est là où se trouvent Aix, Marseille, Toulon et Draguignan.

Troisième zone ou des vallées profondes des Alpes maritimes, cottiennes et grecques. — Le goître et le crétinisme sont très-répandus. L'air, les eaux, le sol, les plantes, ne renferment aucune trace d'iode ; ce qui est tout à fait contraire aux propositions suivantes extraites d'un Mémoire envoyé par M. Marchand, pharmacien à Fécamp, à l'Académie de médecine :

« L'iode et le brome se retrouvent constamment aussi, à moins de circonstances particulières que je vais indiquer, *dans toutes les eaux naturelles.* Ces deux principes peuvent disparaître du sein des eaux, en passant à l'état salin, sous l'influence des forces vitales, au nombre des principes minéraux fixés par les végétaux.

» Le goître et le crétinisme doivent être attribués à la disparition plus ou moins complète de l'iode, primitivement dissous dans les eaux dont les goîtreux et les crétins font usage pour leur alimentation, ce principe ayant été absorbé alors par les nombreux végétaux baignés par ces eaux. »

Si la proposition de M. Marchand était vraie, les végétaux des vallées infectées de goîtreux et qui sont très-boisées, devraient contenir de l'iode ; mais les plantes qui, dans les pays normalement iodurés, contiennent le plus d'iode, telles que le cresson, la saponaire, etc., n'en renferment pas la plus petite trace, les grands arbres non plus, ce qui prouve l'absence complète de ce principe dans ces vallées profondes.

Dans cette zone se trouvent les vallées de Saint-Jean-de-Maurienne, d'Allevard, de Vaulnaveys, de l'Oisans, du Drac, de la Vallouise, de la Durance, du Verdon, et la partie supérieure de celle du Var, où le goître et le crétinisme atteignent leur *summum* d'intensité, où l'on remarque les crétins les plus hideux, et où toute la population est empreinte d'un cachet de stupidité.

Dans ces vallées, pendant l'été, à la suite de certains coups de vents, les eaux de pluie tombées pendant un orage accompagné de tonnerre, contiennent de l'iode en quantité variable. Il faut, pour cela, que la direction du vent soit celle du sud ou du sud-est. L'air n'en contient pas par tout autre vent.

Quatrième zone ou des vallées supérieures des crêtes les plus élevées de la chaîne principale. — Le goître n'est pas plus fréquent que dans la deuxième zone, quoique la quantité d'iode y soit moins grande et plus variable; car, ce n'est que dans les vallées ouvertes au midi et par les vents du sud, du sud-est, du sud-ouest et de l'ouest, que j'ai pu constater la présence de l'iode dans l'air. Dans toutes ces hautes régions, j'ai constaté que les neiges tombées au printemps renfermaient de l'iode, et que les eaux des torrents en contenaient au printemps, alors qu'ils sont alimentés par la fonte de ces neiges.

Etats sardes.

Sur le versant oriental des Alpes, dans les Etats sardes, les zones présentent les phénomènes suivants, qui sont analogues à ceux que l'on observe sur le versant français :

Quatrième zone ou des vallées les plus élevées. — A cette hauteur, l'air contient parfois de l'iode, les eaux également. Les cas de goître y sont rares; le crétinisme y est inconnu. Telles sont les vallées de Gressoney, les parties supérieures des vallées d'Aoste, depuis Cormayor jusqu'à Arvier, à 8 kilomètres au-dessus de la ville d'Aoste, celles de l'Orco, de Suze, de la Chiara, de Finestrelles, du Pô, de la Stura et du Tanaro.

La Statistique faite par la commission sarde, indi-

que le petit nombre de goîtreux qui habitent ces
hautes régions.

Troisième zone ou des vallées profondes. — Elle se
trouve indiquée par la direction du 5e degré de longitude orientale, près duquel se trouvent les villes
d'Aoste, de Cogne, de la Perosa, de Pinerolo, de
Carignano, Saluces, Coni et Giaveno. Dans toutes ces
contrées infectées de goîtreux et de crétins, présentant les cas les plus graves de ces maladies, l'air, les
eaux, le sol, ne contiennent l'iode qu'à une dose inférieure à 1/4000 de milligrammes.

Deuxième zone ou de Turin. — Elle est semblable à
celle où se trouvent les villes de Chambéry, Grenoble,
Tullins, Sisteron et Forcalquier. Le goître n'est pas
très-rare ; cependant, on y rencontre plus de crétins
que dans la zone précédente de France. Elle s'étend
suivant une ligne tendant d'Ivrée à Turin, Asti, Alba,
Acqui, Cherasco et Gênes. Vers cette dernière ville,
l'iode se trouve au type normal.

Première zone, semblable à celle du Rhône. — Elle
suit une direction indiquée par le 6° de longitude
orientale, passant près des villes de Bielle, Verceil,
Casal, Alexandrie et la Spezia. Dans cette zone, on ne
trouve que des cas très-rares de goître ; mais les femmes ont toutes le cou un peu développé.

Les plaines de la vallée du Pô, où l'on remarque

des rizières considérables et où le crétinisme sévit
cruellement, présentent une exception remarquable.
Dans ces contrées, où l'air, les eaux, contiennent de
l'iode en quantité même très-notable, le goître et le
crétinisme ne devraient pas se rencontrer si la présence de ce principe dans ces milieux avait, comme
le pense M. Chatin, une influence préservatrice aussi
puissante ; mais, au contraire, ces deux maladies y
sont très-connues parmi les pauvres habitants, réduits à un travail très-pénible et malsain, n'ayant
qu'une alimentation peu réparatrice et des logements
très-insalubres. Ce fait vient à l'appui de ce que j'ai
dit, c'est-à-dire que l'absence de l'iode dans l'air, les
eaux et le sol, ne doit être considérée que comme une
cause de plus à ajouter à celles que j'ai indiquées, et
favorisant le développement du goître et du crétinisme, et que dans les contrées où ces causes sévissent
avec la plus grande intensité, la présence de l'iode
dans ces différents milieux ne suffit pas pour contre-
balancer l'influence délétère de ces causes, agissant si
fâcheusement sur l'organisme, et tendant à le faire
dégénérer au point, que le crétinisme devient la conséquence inévitable de cette dégénérescence.

Les recherches de M. Chatin et les miennes ont
donc amené des résultats à peu près identiques, et
démontrent d'une manière absolue que, dans les
vallées très-profondes des Alpes, l'iode manque complétement.

Bien que je me sois longuement étendu sur l'action que les eaux pouvaient avoir sur le développement du crétinisme, je crois devoir revenir encore sur cette question, soit à cause de l'importante découverte de l'iode, faite par M. Chatin, professeur à l'école de pharmacie de Paris, dans les eaux, l'air et les plantes, soit à cause des nombreuses recherches auxquelles je me suis livré depuis une année, par suite de la communication qu'a bien voulu me faire, de ces procédés analytiques, ce bienveillant et savant professeur.

Dans le premier volume de cet ouvrage, j'ai publié de nombreuses analyses quantitatives d'eaux qui servent exclusivement de boissons aux populations les plus infectées de goître et de crétinisme. J'ai complété ces analyses en recherchant les quantités d'iode, d'iodures et de bromures qu'elles pouvaient contenir, et j'ai fait, de plus, de nombreuses analyses d'eaux recueillies par moi dans les Cévennes, dans les départements de l'Ardèche, de la Haute-Loire, du Rhône et de Saône-et-Loire. Dans un grand nombre des vallées de ces départements, j'ai trouvé des cas très-nombreux de goître; ainsi, dans le département de la Loire, dans les gorges profondes qui descendent de la chaîne du mont Pila, plusieurs communes du canton de Bourg-Argental, telles que Ruthainges, Thélis, Argental, renferment beaucoup d'individus atteints de goître, même assez volumineux. Il en est de même dans quelques communes du canton de Saint-Genest, dans la vallée de la Semène.

Sur le versant opposé de cette chaîne, dans la vallée du Giers, près de la ville de Saint-Chamond, M. le docteur Freydet m'a indiqué les communes d'Isieux, de Saint-Julien, de Saint-Paul-en-Jarret, comme infectées de goîtreux, et même d'*innocents*, car tel est le nom que l'on donne aux crétineux qui vivent dans le village d'Isieux. Dans cette localité, les habitations, situées dans une gorge profonde, sinueuse, ayant une direction de l'est à l'ouest, sont bâties en contre-bas de la rivière, dont les eaux font mouvoir de nombreux artifices d'usines; elles sont très-humides, malsaines, tenues avec la plus grande malpropreté, et se trouvent ainsi dans des conditions anti-hygiéniques semblables à celles que l'on observe dans les gorges des Alpes.

En parcourant ce village, cette petite vallée, située dans le centre le plus industriel de la France, aux portes de deux grandes villes, Lyon et Saint-Etienne, je me croyais transporté tout à coup dans les tristes villages de la Maurienne. A Isieux, comme dans les Alpes, les habitants vivent pêle-mêle avec les animaux, couchent sur la litière dans les étables, ou dans de mauvais grabats, respirent un air infecté de miasmes pestilentiels; aussi, en parcourant ces chétives habitations, je n'étais nullement étonné d'y trouver des demi-crétins.

Dans le département de Saône-et-Loire, sur les li-
mites de celui de la Nièvre, dans les gorges profondes
qui descendent de la chaîne du Morvan, j'ai trouvé
également des villages renfermant un grand nombre
de goîtreux. J'en ai également rencontré sur les deux
versants de la chaîne qui sépare les bassins de la
Saône et de la Loire; ainsi, les communes de Lour-
nans, de Cluny, de Pierreclos, comptent des cas encore
assez nombreux de goîtreux.

Ces observations m'ont conduit à rechercher si,
dans ces localités, les mêmes causes que j'avais assignées au développement du goître et du crétinisme
dans les Alpes, étaient les mêmes, et j'ai, de plus, recueilli des eaux dans un grand nombre de localités,
afin de pouvoir comparer leur analyse avec celles que
j'avais faites des eaux qui servent de boisson aux populations alpines.

Ces études comparatives n'ont fait que confirmer
l'importance que l'on doit attribuer aux causes multiples que j'ai énumérées dans mon premier volume.

C'est ainsi que j'ai toujours constaté la présence du
goître chez les individus habitant les maisons les
plus insalubres, les plus humides, dont les expositions étaient telles, que les rayons solaires n'y faisaient
sentir leur action bienfaisante que pendant très-peu
de temps, ou pas du tout. Dans ces hautes vallées
très-froides, où le sol est peu productif, les habitants,
comme ceux des Alpes, passent les longs jours de l'hi-

ver dans les étables, où ils respirent un air impur. J'y ai constaté la fréquence du rachitisme et de la scrofule.

L'étude géologique du sol était de la plus haute importance, à cause de la nature des principes que les eaux pouvaient emprunter aux terrains divers qu'elles traversent; aussi j'ai dû étudier avec soin la nature du sol.

Dans ces montagnes formées de terrains primitifs et volcaniques, la plupart des sources ne contenant ni magnésie, ni sulfate de chaux, on ne peut donc attribuer le goître à la présence de ces deux sels, puisqu'ils n'existent pas dans le plus grand nombre des sources, et que dans celles où j'ai constaté leur présence, la si petite quantité que j'ai trouvée ne pouvait exercer aucune influence sur l'organisme. Quant à la présence de l'iode dans ces eaux, elle m'a paru plus constante que dans celles des Alpes, mais toujours en très-petite quantité. Les analyses que je donne plus loin indiquent la nature des principes que j'ai trouvés dans ces eaux.

La question des eaux présentée par différents observateurs comme ayant une action des plus prépondérantes sur le développement du goître et du crétinisme, doit naturellement reparaître dans ce travail au moment où je dois toucher à ses conclusions.

Des hommes éminents, observateurs très-judicieux, tels que Saussure, Fodéré, M. de Rambuteau, alors

qu'il était préfet du Valais, ont pensé, avec une juste
raison, qu'on ne devait pas attribuer une grande puis-
sance à la qualité des eaux provenant de la fonte des
neiges ou des glaciers; car les habitants des hauteurs,
qui n'ont pour boisson que des eaux provenant de
cette origine, sont moins infectés que ceux qui vivent
dans les vallées inférieures. Ce qui le prouve encore,
c'est que j'ai vu des communes de la vallée de l'Isère
où les goîtres sont plus volumineux en hiver, lorsque
les eaux sont prises dans des sources ou des puits,
qu'en été, lorsque les habitants s'abreuvent dans les
ruisseaux alimentés par la fonte des neiges ou des
glaciers.

La lettre suivante, qui m'a été adressée de Genève
par notre savant confrère le docteur Peschier, est
d'une importance trop réelle pour que je ne la cite
pas ici :

« On s'occupe depuis longtemps très-peu du goî-
» tre, à Genève, considéré d'une manière générale et
» pathologique. On n'en recherche plus la nature,
» l'origine et la cause; les praticiens genevois sont
» devenus très-calmes et froids à cet endroit. Il est
» vrai que depuis la découverte de l'efficacité de l'iode,
» le nombre des strumeux a considérablement dimi-
» nué dans ma patrie; les remèdes indiqués, les si-
» rops iodurés, sont tombés dans le domaine public,
» et aussitôt qu'un jeune enfant (une fille surtout) a
» la moindre apparence de gros cou, on court chez

» l'apothicaire ou le droguiste, et en peu de jours il
» n'y paraît plus. C'est en particulier à ce soin, d'at-
» taquer le goître à temps, que j'attribue la rareté ac-
» tuelle de cette infirmité si désagréable à la vue.

» Les crétins sont inconnus à Genève.

» La question de l'eau, ou des eaux, pour la for-
» mation du goître, a été surtout mise en avant parce
» qu'elle est la plus matérielle, la plus évidente, celle
» qui tombe la première sous les sens.

» Mais comme cause essentielle, première, plus ac-
» tive qu'aucune autre, l'eau ne saurait être logique-
» ment, scientifiquement admise. En effet, on ne
» saurait comprendre pourquoi, dans une contrée où
» tous les habitants boivent la même eau, il n'y en a
» qu'un certain nombre qui seraient atteints de l'in-
» firmité en question. Or, pour ne citer que deux
» contrées, dans le Valais et à Genève, on ne fait
» usage que d'une seule eau; et cependant les Hauts-
» Valaisans n'ont pas le goître, tandis que les Bas-
» Valaisans, d'un côté, et les habitants du val d'Aoste,
» de l'autre, sont goîtreux et crétins. Ce n'est donc
» pas dans la qualité de l'eau que gît la cause du goî-
» tre, les uns et les autres buvant l'eau qui provient
» de la fonte des glaces et des neiges, soit du Saint-
» Gothard, soit du Mont-Blanc ou du Mont-Vélan, et
» autres sommités élevées. A Genève, tout le monde
» boit de l'eau du Rhône, qui alimente toutes les fon-
» taines, et cependant le goître n'est pas uniformé-

» ment répandu ; il atteint, ou, pour mieux dire, at-
» teignait surtout les quartiers bas et les habitants
» pauvres, plus ou moins entassés dans leurs habita-
» tions peu aérées.

» L'usage universel de l'eau du Rhône, dans Ge-
» nève, n'est point récent; la machine hydraulique
» qui en fournissait à toute la ville avait plus d'un siè-
» cle de durée, et d'ailleurs l'eau du Rhône vient di-
» rectement du Valais, patrie du goître. La seule mo-
» dification qu'elle a subie entre ce canton et le nôtre,
» c'est d'avoir été exposée dans le lac à l'action com-
» binée de la lumière et de la ventilation; mais si cette
» action était suffisante pour annihiler la cause mor-
» bifique du goître, telle qu'elle existe au Valais, il
» devrait n'y avoir plus de goître à Genève, où pour-
» tant il y en avait bon nombre, il y a quelques qua-
» rante ans encore.

» Le chimiste qui a analysé l'eau du Rhône m'a dit
» avoir répété cette opération plusieurs fois, et
» n'y avoir jamais rencontré que le carbonate de
» chaux, dans la proportion d'un demi-millième,
» plus, une certaine portion d'air atmosphérique, va-
» riant suivant l'intensité et la durée du vent qui ve-
» nait d'agiter le lac. Cette eau Valaisane est donc
» des plus pures, et il serait assez difficile de com-
» prendre comment elle contiendrait de la magnésie
» dans le Bas-Valais, et n'en offrirait pas une trace à
» Genève. Il faudrait alors qu'elle eût déposé sa ma-

» gnésie au fond du lac, ensuite de je ne sais quelle
» action physico-chimique.

» Assigner au goître une cause unique est proba-
» blement s'écarter de la vérité; aucune maladie or-
» ganisatrice ou désorganisatrice n'est due à une seule
» cause; elle est toujours le résultat d'une action
» complice, etc. »

Cette lettre, écrite par un savant observateur, démontre évidemment qu'il ne faut pas, comme je l'ai
dit dans le premier volume, attribuer une trop grande
importance à la question des eaux. Cependant, des té-
moignages recueillis dans toutes les contrées du
monde, où règnent endémiquement le goître et le crétinisme, des expériences nombreuses établissent que
la nature des eaux potables exerce une action sur ces
deux infirmités, et qu'il faut reconnaître leur mauvaise qualité comme une des causes à assigner et à as-
socier aux autres.

Il reste à examiner une question importante dans
la recherche des causes qui donnent aux mauvaises
eaux la propriété d'aider au développement du goître
et du crétinisme. C'est celle qui consisterait à rechercher si ce n'est pas à l'absence de quelque principe
utile qu'il faut rapporter cet effet nuisible, et si la présence de ce même principe, même en quantité très-
minime, doit être considérée comme le moyen propre à prévenir le développement de cette infirmité.
En effet, d'après les savantes recherches de M. Cha-

tin, il y a peu d'eaux qui ne contiennent pas d'iode, du moins dans les plaines, et les quantités pondérables de ce principe paraissent très-variables dans les différentes eaux.

Depuis quelque temps, des recherches nombreuses et répétées ont été faites sur les eaux potables. Moi-même, j'ai fait aussi de nombreuses analyses d'eaux qui servent de boisson aux populations des Alpes les plus infectées; mais jusque-là on n'avait pas recherché les résultats numériques des corps qui ne se trouvent dans les eaux qu'en quantité infiniment petite, dont il était si important de connaître exactement les proportions.

C'est cette importante lacune qu'est venu combler M. Chatin, et pour laquelle il a fait de si nombreuses et importantes recherches qui l'ont conduit à la découverte de l'iode, non-seulement dans les eaux et les plantes, mais aussi dans l'air atmosphérique.

Dans les nombreuses analyses d'eaux consignées dans le premier volume de cet ouvrage, je n'avais pas recherché ce principe; mais depuis que M. Chatin a eu l'obligeance de m'indiquer ses procédés analytiques, j'ai refait mes analyses, qui m'ont amené à dire que dans les départements de l'Isère, des Hautes-Alpes et des Basses-Alpes, l'iode ne se trouvait que par exception, car je l'ai vainement cherché dans les eaux, les plantes des vallées du département de l'Isère, telles que celles d'Allevard, du Bourg-d'Oisans, de Vaulnaveys et du Drac.

Plus on remonte la vallée du Drac, moins l'air contient d'iode. Ainsi, à son point de jonction avec la Romanche, qui descend de la vallée de l'Oisans, on n'en constate plus que de faibles traces qui disparaissent dès que l'on remonte le cours de ce torrent.

Dans la vallée d'Allevard, dont j'ai analysé l'air pendant l'espace de quatre mois, juin, juillet, août et septembre 1851, l'atmosphère ne m'a indiqué de l'iode que pendant certains vents, tels que ceux du sud et du sud-ouest : les eaux de pluies recueillies à la suite d'orages poussés par des vents ayant cette direction, en contenaient des quantités quelquefois très-notables. Par les vents du nord, du nord-est et de l'est, l'atmosphère ne m'a jamais présenté d'iode. Par les vents d'ouest, j'en ai quelquefois trouvé. Ces mêmes observations ont été refaites par M. Chatin, sur des eaux de pluie que j'avais conservées, et lorsqu'il vint à Allevard à la fin de l'été, pendant le voyage qu'il avait entrepris dans les Alpes de Savoie et de Piémont, pour s'y livrer à ses recherches de l'iode, il est arrivé aux mêmes résultats que ceux que j'avais constatés. Nous devions faire ensemble l'ascension d'un des pics qui se trouvent près d'Allevard, à une hauteur de 2982 mètres au-dessus du niveau de la mer; mais, pendant son séjour à Allevard, il tomba de la neige sur les hauteurs, et il nous fut impossible de faire no-

tre voyage. Quelques jours après, le beau temps étant
revenu, et la neige ayant fondu, je fis l'ascension de
ce pic par un très-beau temps, alors que le vent du
sud-est régnait. Arrivé au sommet du pic du Grand-
Charnier, au-delà des glaciers de la Cristallière, je recueillis de la neige nouvellement tombée, je la fis
fondre à vase clos au moyen d'une lampe à esprit de
vin, et je recueillis un litre d'eau provenant de la fonte
de cette neige. A deux cents mètres au-dessous du
sommet, je fis fondre de la neige provenant de la partie supérieure des glaciers, et que je reconnus pour
être de la neige de l'hiver précédent, de manière à en
avoir aussi un litre. Au pied du pic, au col qui sépare
le Grand du Petit-Charnier, je remplis un litre d'eau
à la source qui sort d'une fente des rochers de proto-
gyne, à la hauteur de 2542 mètres. Plus bas, arrivé
au lac du Collet, à 1927 mètres d'élévation, je recueillis un litre d'eau que je pris dans le lac. Le lendemain, de retour à Allevard, j'analysai ces différentes eaux, et j'obtins les résultats suivants:

Eau provenant de la neige tombée au sommet du pic du Grand-
Charnier (2982 mètres d'élévation).

Iode . . . . 1/400 millig.

Eau provenant de vieille neige :

Iode . . . . pas de traces.

Eau provenant de la source du col du Charnier (2342 mètres):

		gram.
Carbonate de chaux.		0,013
Carbonate de magnésie.		traces
Chlorure de calcium.		traces
Iode.	traces très-faibles	
Total.		0,013

Eau du lac du Collet (1927 mètres) :

Iode. . . . . pas de traces.

Peu de jours après, je fis l'ascension de la montagne des Ilais, qui sépare la France de la Maurienne. La vallée sus-alpine, où se trouvent les Sept-Lacs, est distante d'Allevard d'environ sept heures de marche, située à 2471 mètres au-dessus du niveau de la mer, longue d'environ deux lieues, bordée à droite et à gauche par des rochers et des pics couronnés de neige, et parsemée, dans son fond, de lacs de forme et de grandeur très-différentes, dont l'eau ne s'élève pas, dans les mois les plus chauds de l'été, au delà de sept degrés de température ; leurs eaux sont alimentées par les glaciers voisins. L'eau de tous les lacs, quand on la goûte, laisse en général une sensation d'amertume plus ou moins prononcée. La saveur amère ne paraît pas tenir à la présence de quelques sels, et particulièrement de sels magnésiens.

L'azotate d'argent n'y détermine aucun trouble.

Le carbonate de soude n'y forme pas le moindre nuage.

L'acétate de plomb y détermine à peine une faible nuance opaline.

Ces trois essais démontrent suffisamment que les lacs sont presque absolument privés de sels calcaires ou magnésiens et d'autres substances organiques.

L'examen de cette eau, au moyen du microscope, démontre qu'elle contient une matière organique bitumineuse. Ayant fait évaporer six litres de cette eau, et ayant calciné le résidu, j'ai repris ce résidu ainsi desséché par de l'éther sulfurique. Après vingt-quatre heures de contact, en ayant le soin d'agiter souvent le liquide, je décantai l'éther, qui avait pris une légère couleur ombrée. Ce liquide, distillé à une très-faible chaleur, s'est coloré de plus en plus, et, en chauffant fortement le résidu non volatil, qui était noirâtre, il s'est dégagé des vapeurs d'une odeur bitumineuse.

Je n'y ai trouvé aucune trace d'iode ou de brome.

Ayant fait transporter deux appareils propres à analyser l'air, et tels que ceux qu'emploie à cet usage M. Chatin, je les confiai à un homme habitué à les faire fonctionner, et il fit laver les quantités suivantes d'air dans les solutions de carbonate de potasse, d'eau de barytze, d'acide sulfurique, dans la vallée des Sept-Lacs, pendant quatre jours; dans celle de la Ferrière, pendant trois jours. Pendant ce même temps, un appareil fonctionnait à Allevard.

	Hauteur au-dessus du niveau de la mer. mèt.	NOMBRE de litres d'air.	DIRECTION des vents.	IODE.	MATIÈRES organiques.	TEMPÉRATURE midi.	TEMPÉRATURE minuit.	OBSERVATIONS.
VALLÉE DES SEPT-LACS. Du 7 au 11 septembre....	2471	3147	Nord.	Pas de traces.	Pas de traces.	+11	+3	L'eau de pluie contenait de l'iode, 1/800.
		2850	Sud.	1/400 milligr.	Id.	+17	+8	
		1525	S.-ouest. Pluie.	1/900 id.	Traces faibles.	+13	+5	
		3210	Ouest.	Pas de traces.	Pas de traces.	+8	+2	
VALLÉE DE LA FERRIÈRE. Du 12 au 14 septembre...	1625	1700	Ouest.	Pas de traces.	Pas de traces.	+12	+8	L'eau de pluie ne contenait pas d'iode.
		2000	Sud.	1/700 milligr.	Id.	+20	+8	
		1250	Nord.	Pas de traces.	Traces.	+8	+4	
VALLÉE D'ALLEVARD. Du 7 au 14 septembre....	475	2000	Nord.	Pas de traces.	Pas de traces.	+15	+11	L'eau de pluie contenait de l'iode, 1/1000.
		2980	Ouest. Pluie.	1/900 milligr.	Id.	+9	+3	
		1825	S.-ouest. Pluie.	1/800 id.	Id.	+11	+9	
		2700	Sud.	1/300 id.	Traces.	+21	+15	

Par ces observations, on voit que l'atmosphère, dans les hautes sommités des Alpes, n'a présenté des traces d'iode que par le vent du sud; que par celui du sud-ouest, il y en avait quelques faibles traces; mais que par toute autre direction des vents, l'air n'en contenait pas.

Dans la vallée d'Allevard, à un niveau inférieur de 2000 mètres, les expériences faites simultanément en ont indiqué par les vents du sud, de l'ouest et du sud-ouest; mais il faut pour cela une condition indispensable, c'est que le vent soit très-fort, surtout dans la vallée. Je suis porté à croire que la direction des vallées est d'une haute importance pour que l'air puisse y contenir de l'iode; il faut que leur direction soit du sud au nord, ou au moins du sud-ouest au nord-est; car, malgré la présence du vent du sud, appréciée par les nuages dans des vallées ayant des directions différentes, je n'ai jamais pu trouver de l'iode.

Les recherches de M. Chatin viennent encore de plus à l'appui de cette observation; car, dans les vallées de la Maurienne, de la Tarentaise et d'Aoste, il n'a pas trouvé d'iode dans l'air.

De même que M. Chatin n'a pas constaté un seul atome de ce principe dans les vallées de l'Arc et de la Tarentaise, je n'en ai pas trouvé dans celle de l'Oisans, qui est si fortement encaissée par deux hautes chaînes à directions parallèles, qui ne permettent pas aux courants atmosphériques d'y pénétrer, et qui les forcent de se relever et de passer rapidement par-dessus ces hautes crêtes.

Dans le département de l'Isère, depuis Lyon jus-qu'à Bourgoin, dans cette grande plaine ondulée, la proportion d'iode, ainsi que l'a dit M. Chatin dans le mémoire qu'il a lu à l'académie des sciences, semble peu varier; mais depuis Bourgoin jusqu'à l'Isère, près de Moirans et de Tullins, ce principe diminue sensi-blement; et à Grenoble, et dans la vallée du Graisi-vaudan jusqu'à Montmeillan, où il n'est plus qu'en quantité minime, en descendant le cours de l'Isère, vers Romans et Valence, la quantité devient de plus en plus considérable.

Dans le département des Hautes-Alpes, je n'ai pu constater la présence de l'iode dans l'atmosphère d'au-cune vallée; je ne l'ai rencontré que dans les eaux minérales du Monestier de Briançon, et dans celles du plan de Phazy, situées sur le territoire de la com-mune de Risoul, une des plus infectées par le goître et le crétinisme, et dont les habitants ne peuvent mal-heureusement pas en faire usage à cause de sa com-position chimique.

Sur les bords de la Durance, au pied des roches métamorphiques, et à très-peu de distance de la grande route de Gap à Briançon, on voit jaillir, par quatre points différents et voisins les uns des autres, une source minérale abondante, dont la température varie de 28 à 30 degrés centigrades. Les eaux, en se répandant à la surface du sol, ont formé un dépôt salin qui occupe déjà un espace considérable et s'augmente sans cesse. Ce n'est qu'à plusieurs mètres de la source que ce dépôt commence à se former d'une manière notable ; à 60 mètres il atteint son maximum ; les sels qui se précipitent les premiers sont les carbonates de fer et de magnésie ; puis successivement le phosphate de chaux, le carbonate de chaux, le carbonate de magnésie, enfin le sulfate de chaux. Afin d'empêcher que l'eau minérale n'inonde les terres voisines, on la fait couler dans une rigole pratiquée suivant la grande pente du sol, et, pour l'y maintenir, on a soin de ramener sur les bords le dépôt du fond. Cette rigole s'élève par conséquent sans cesse ; elle forme une espèce d'aqueduc qui, à une certaine distance de la source, atteint la hauteur de 1 mètre, et même de 1 mètre 50 au-dessus du sol environnant. Le maximum de l'exhaussement du fond paraît être d'environ 1 centimètre chaque année. On prévoit qu'au bout d'un certain temps le niveau d'une portion de l'aqueduc sera devenu supérieur à celui de la source, et qu'alors on sera obligé de creuser le canal ou de faire passer les eaux ailleurs. La petite plaine où coule l'eau minérale porte le nom de Salse ; son sol, en grande partie stérile, est parmi de sables fins constamment imprégnés de sels qui viennent effleurir à sa surface, et y forment une couche ayant l'aspect du givre. Ces sels sont composés principalement de sulfate de soude et de sel marin, de carbonate de magnésie et de carbonate d'ammoniaque.

En face du Plan de Phasy, de l'autre côté de la Durance, on retrouve le prolongement des couches altérées de la rive gauche, et, ce qui est bien remarquable, une seconde source minérale tout à fait analogue à la précédente. Les calcaires, en couches presque verticales, que l'on rencontre d'abord et qui supportent le village de Riotier, renferment un banc subordonné de serpentine; après, on observe des schistes argilotalqueux qui deviennent de plus en plus argileux en s'éloignant de la ligne de contact du gypse et du banc de serpentine, et se perdent bientôt dans la Durance; sa température est un peu inférieure à celle du Plan de Phasy, ce qui est dû probablement au mélange de quelques filets d'eau froide. Comme cette dernière, elle a donné lieu à un dépôt très-abondant. Ce lieu est fort intéressant pour les botanistes, qui peuvent y récolter des plantes tout à fait étrangères au pays. Ainsi, dans les cavités du dépôt qui sont exposées au midi, on trouve le capillaire de Montpeiller; une partie de la verdure environnante est formée par le poa et le plantin maritimes. On y remarque aussi la samole de Valerand, l'ail jaune, le roseau commun, le jonc bulbeux, la prêle rameuse, etc. Le nostocte misentère croît dans les eaux mêmes de la source minérale; il a l'odeur d'éponge brute, et paraît doué de toute la force de végétation dont il jouit sur les rochers qui bordent la mer.

La composition de cette eau, par litre, est de :

Gaz.	gram.
Azote.	71,76
Acide carbonique.	19,33
Total.	91,09

Sels.	gram.
Chlorure de sodium.	4,6023
Chlorure de magnésium.	0,3524
Sulfate de soude.	1,7251
Sulfate de magnésie.	0,1374
Sulfate de chaux.	1,3503
Phosphate de chaux.	0,0402
Carbonate de chaux.	0,7451
Carbonate de magnésie.	0,0035
Carbonate de fer.	0,0163
Carbonate de manganèse.	traces
Matière organique.	traces
Iode.	quantité très-notable
Total.	8,9726

Les eaux douces qui servent de boisson aux habitants des cantons d'Embrun, de l'Argentière, ne contiennent aucune trace d'iodures. Dans la vallée de la Vallouise, infectée de goîtreux et de crétins, et dont la population, en général, porte un cachet spécial de stupidité, et qui, sans exception, est soumise à une idiosymrasie crétineuse, les eaux ne dénotent non plus à l'analyse aucunement la présence de l'iode. Il en est de même pour les cantons de Saint-Etienne en Dévoluy, de Saint-Bonnet, d'Orcières, de Chorges, de Rosans, de Serre et de Laragne.

Dans tout le parcours de la vallée du Guil, où sont situés les cantons de Guillestre et d'Aiguilles, il n'y a que les communes d'Abriès et de Ristolas qui possèdent des eaux légèrement iodurées, et précisément ces communes, placées, la première, à la hauteur de 1632 mètres au-dessus du niveau de la mer, et la seconde, à 1714 mètres, renferment très-peu de goîtreux, quoiqu'elles soient placées à l'exposition du nord et dans des conditions climatériques fâcheuses. C'est probablement à la présence de l'iode dans les eaux dont font usage ces populations, qu'elles doivent jouir de cette immunité.

Dans la vallée de la Guisanne, qui, prenant son origine au pied du Lautaret, se termine à Briançon même, les communes de cette vallée, telles que la Salle, Saint-Chaffrey et Freyssinet, infectées de goîtreux et de crétins, font toutes usage d'eaux privées d'iode. Le Monestier de Briançon, situé à 12 kilomètres nord-ouest de Briançon, possède seul deux sources thermales très-volumineuses, qui sont iodurées; mais malheureusement leur composition chimique ne permet pas qu'elles puissent servir aux usages domestiques. L'une, au midi du bourg, est désignée sous

le nom de Font-Chaud; l'autre, au nord, est appelée
Source de la Rotonde. La distance qui les sépare est
d'environ 500 mètres. La roche d'où s'échappent ces
eaux est un tuf calcaire qui paraît très-épais, et qui
recouvre, sur une longueur d'environ 600 mètres et
une largeur de 400, le terrain à anthracite des Alpes.
Ce tuf, que l'on exploite comme pierre de construction, offre une formation chimique analogue à celle
des dépôts que forment encore ces eaux thermales.

L'analyse dénote :

Gaz.	Centimèt. cubes.
Azote.	3
Acide carbonique.	49

Sels.	gram.
Chlorure de sodium.	0,5312
Chlorure de calcium.	0,0325
Chlorure de magnésium. . . .	0,0563
Sulfate de soude.	0,4215
Sulfate de chaux.	1,6301
Sulfate de magnésie.	0,0031
Carbonate de chaux.	0,5134
Carbonate de fer.	0,0367
Carbonate d'ammoniaque. . .	traces
Iodures.	quantité notable
Total.	3,2248

Cette source est si abondante, qu'elle fait tourner
une roue hydraulique. La partie supérieure de la val-

lée du Buech est remarquable par la petite quantité de goîtreux et de crétins que l'on y trouve. Plusieurs sources jouissent de la propriété de guérir le goître; ainsi, à Saint-Pierre-d'Argenson, j'ai analysé une source qui m'a été indiquée comme ayant une action très-résolutive sur le goître; elle est acidule et ferrugineuse.

Un litre m'a donné :

Gaz.	Centimèt. cubes.
Acide carbonique.	0,982
Azote.	0,025

Sels anhydres.	
Carbonate de chaux.	0,886
Carbonate de magnésie.	0,547
Bi-carbonate de soude.	0,794
Carbonate de fer.	traces
Sulfate de soude.	0,330
Sulfate de magnésie.	0,016
Chlorure de sodium.	0,540
Iode.	quantité notable
Total.	3,115

Le village de la Beaume-des-Arnauds possède aussi une source d'eau contenant du chlorure de sodium en quantité et de l'iode.

Les eaux douces de la vallée de Chorges ne contiennent aucune trace d'iode. J'ai analysé plusieurs échantillons de terres et de graines dans plusieurs lo-

calités infectées du département des Hautes-Alpes, et
je n'ai jamais pu y rencontrer de traces d'iode; mais
après les pluies accompagnées du vent du sud, ou du
sud-ouest, ou de l'ouest, le terrain, encore humide,
laisse à l'analyse de faibles traces d'iode; l'eau de pluie
recueillie avec soin en dénote davantage à la suite des
coups de vent du sud. L'air, analysé pendant que les
vents ont cette direction, contient de l'iode qui dispa-
raît dès que les vents du nord, du nord-ouest ou de l'est
reviennent. Par tout autre vent, il est impossible d'en
trouver un atome. Ces faits concordent parfaitement
avec ceux que j'ai observés dans le département de l'I-
sère.

Dans le département des Basses-Alpes, différentes
sources m'avaient été indiquées par MM. les curés
comme jouissant, les unes, de la triste propriété de
donner le goître; d'autres, de le guérir. J'ai recueilli
des échantillons de ces différentes eaux, et, après mon
voyage, j'ai pu en faire l'analyse.

Méolans, arrondissement de Barcelonnette, village
situé dans la vallée de l'Ubaye, renferme, sur une population de 525 habitants, 103 goîtreux, 8 crétins,
195 goîtreuses et 5 crétines. Les eaux dont on se sert
proviennent de deux petits ruisseaux qui ne contiennent aucun atome d'iode. Le village de Revel, situé
en face de l'autre côté du torrent, est divisé en deux
hameaux; l'un est infecté de goîtreux, l'autre en contient bien quelques-uns, mais en moins grand nom-

bre et ayant des goîtres tous très-petits. Ce dernier hameau fait usage d'une eau légèrement iodée.

Dans le canton d'Amiot, arrondissement de Castellane, le village d'Ubraye ne possède ni goîtreux ni crétins. Les eaux sont un peu iodées ; mais il faut ajouter que ce village est très-sain, riche, les maisons bien bâties, et que l'aisance y est générale.

La commune d'Amiot, située sur la Vaire, est moins heureuse et renferme 62 goîtreux et crétins. Les eaux des fontaines du bourg ne contiennent pas d'iode, et le sol est très-humide.

Le village de Mauren, situé au pied du Mont-Viso, à 1902 mètres au-dessus du niveau de la mer, renferme quelques goîtreux ; les eaux ne contiennent pas d'iode.

Le village de Larche, situé dans la vallée de l'Ubayette, à 1715 mètres au-dessus du niveau de la mer, ne possède que trois familles goîtreuses qui habitent seules un petit hameau, et s'abreuvent à l'eau d'une même source. Cette source ne contient pas d'iode, tandis que les eaux de l'Ubayette, qui proviennent de la fonte des neiges qui servent exclusivement de boisson aux autres habitants, contiennent de l'iode. Cet iode provient des neiges, car de nombreuses analyses m'ont prouvé que dans les Alpes les neiges qui tombent vers la fin de l'hiver et au printemps, alors que règnent les vents du sud et du sud-ouest, qui amènent les pluies dans les vallées et la neige sur les hauteurs, contiennent toutes de l'iode, et c'est à cela que je crois devoir attribuer ce fait observé par les populations des Alpes, que c'est pendant la fonte des neiges que certaines eaux jouissent de la propriété de faire diminuer les goîtres.

C'est ainsi que je m'explique pourquoi les habitants d'un hameau d'Arvillard voient leurs goîtres diminuer en été, tandis qu'ils augmentent en hiver. En hiver, on puise l'eau dans une mauvaise source qui sort à quelque distance des habitations et qui ne contient pas d'iode, tandis qu'au printemps et en été on puise l'eau à un torrent qui descend de la montagne.

Dans les Alpes françaises, toutes les eaux sulfureuses renferment des proportions d'iode qui varient pour chaque source; ainsi, les eaux de Challes, près Chambéry, en contiennent le plus; après elles, viennent les eaux sulfureuses d'Allevard; puis celles de l'Echaillon, celles de la vallée d'Oisans, celles d'Uriage, etc.

Dans le département des Basses-Alpes, l'arrondissement de Forcalquier, où se trouvent les petites vallées du Sabrou, de la Lage, du Calvon, est moins infecté de goîtreux, et la population est plus vigoureuse. L'atmosphère est plus chargée de vapeurs d'iode que celle des autres arrondissements du département des Basses-Alpes. Les plantes et les eaux en contiennent davantage, et précisément les communes de cet arrondissement sont très-peu infectées de goîtreux.

L'atmosphère de l'arrondissement de Sisteron n'en renferme aucune trace, et la population présente, non-seulement des goîtreux, des crétins, en grand nombre, mais une race tellement dégénérée, que, le 11 février 1850, M. le préfet des Basses-Alpes m'écrivait « qu'en 1847, le canton de Turriers, limitrophe des Hautes-Alpes dans la partie nord-est, composé de onze communes, situé dans une région froide, avait à fournir à l'armée un contingent de 9 hommes sur 34 jeunes gens inscrits sur la liste cantonale. Le conseil de révision, devant lequel ces jeunes gens furent examinés, ne put en déclarer que 6 propres au service; tous les autres furent exemptés pour faiblesse de constitution, défaut de taille, difformité, goître et crétinisme; enfin, il fut douloureusement frappé de l'état de dégénérescence de l'élite de cette population; ce qu'il faut attribuer au climat, à la pauvreté des habitants, à leur nourriture malsaine et aux eaux de leurs montagnes arides. »

Les eaux des torrents qui sillonnent le fond des vallées de cet arrondissement, tels que ceux de la Blanche, de la Sasse, ne donnent à l'analyse aucune trace d'iode.

Dans l'arrondissement de Barcelonnette, l'air atmosphérique des hauts vallons contient de l'iode par les vents du sud et du sud-ouest. Les eaux des torrents du Chadoulin, du Bachelard, du Versou et de l'Ubayette en contiennent un peu, après certains coups

de vent et de pluie qui précipitent l'iode des nuages
au fond des vallées, lorsque leur direction vient du
sud.

Quand on descend dans l'arrondissement de Digne,
la proportion d'iode devient un peu moins rare; ainsi,
dans le canton de Seigne, situé au nord de cet arrondissement, dans la vallée profonde de la Blanche composé de onze communes infectées de goîtreux et de
crétins, l'iode n'existe ni dans l'air, ni dans les plantes; tandis que dans le canton de Digne on en constate davantage, et que sur les frontières du département du Var, au sud de l'arrondissement, l'air, les
eaux des cantons de Riez, de Valensolle, en dénotent
davantage à l'analyse.

Dans l'arrondissement de Castellane, les cantons
d'Amiot, situé sur la Vaire; de Colmars, sur le Verdon; d'Entrevaux, sur le Var, sont peuplés de goîtreux et de crétins. La présence de l'iode n'y est manifestée qu'après certaines pluies et au printemps.

Ces recherches démontrent que l'iode manque dans
l'atmosphère, les eaux et les plantes des vallées profondes, encaissées et sinueuses des départements des
Alpes françaises; que sa présence se manifeste dans
les hautes vallées, et quelquefois dans celles qui sont
inférieures pendant l'été, à la suite des pluies d'orages
survenues après des coups de vents du sud et de
l'ouest, ou au printemps, à la suite des neiges qui
tombent avec ces mêmes vents.

Les obstacles que rencontrent les courants d'air par les grands massifs des montagnes empêchent aux grands courants terrestres de se faire sentir dans les vallées encaissées; et c'est ainsi qu'on peut s'expliquer pourquoi l'iode est moins rare sur les sommités alpines que dans les vallées qui en dépendent, pourquoi les eaux et les neiges de ces hautes régions en contiennent quelquefois, et pourquoi le goître et le crétinisme sont aussi plus rares.

Ces recherches analytiques ont été faites lors de mon voyage dans les Alpes françaises, pendant les mois de septembre et octobre dernier, après mon entrevue à Allevard avec M. Chatin, avec lequel je fis une série d'observations sur des eaux de pluie que j'avais recueillies pendant l'été, et après lesquelles il se dirigea d'abord dans la Savoie, pour en visiter les différentes vallées et s'y livrer à des analyses nombreuses, et ensuite dans le Piémont, pour y continuer les mêmes recherches. Ces études, faites simultanément sur les deux versants opposés des Alpes, ont amené les mêmes résultats.

Tous ces faits démontrent que, dans presque toutes les eaux des Alpes, l'iode ne s'y trouve pas, et que si certaines sources paraissent jouir de la propriété de préserver ou de guérir du goître, c'est à l'iode qu'il faut l'attribuer; mais d'autres faits semblent les contredire; ainsi, dans le département de Saône-et-Loire, j'ai rencontré un certain nombre de goîtreux dans dif-

férentes vallées de ses montagnes centrales. Les eaux
des sources contiennent cependant de l'iode; les terres, les grains et l'air en renferment aussi; mais beaucoup de maisons sont humides, malsaines et mal exposées; les vins qu'on y boit en contiennent également-
ment; tandis que ceux des Alpes n'en démontrent pas
à l'analyse.

J'ai dû faire de nombreuses analyses, afin de m'as-
surer le plus possible si l'iode contenue dans les eaux,
les plantes et l'air, avait sur le développement du
goître une action aussi marquée que le pense M. Chatin.

Ces analyses, ainsi qu'on le voit, décèlent de l'iode
dans presque toutes les eaux de Saône-et-Loire, et en
quantité quelquefois très-notable, et pourtant il y a
des goîtreux parmi la population qui en fait usage.
Dans les vallées et sur les hauteurs des montagnes de
ce département, l'air contient de l'iode. Il est donc
évident que ce principe n'a pas une action aussi préservatrice qu'on l'a dit, lorsque les boissons et les poumons n'en introduisent dans l'organisme que quelques parties très-petites, alors surtout que les individus restent sous l'influence permanente des causes
que j'ai énumérées.

J'ai étendu ces recherches analytiques à différentes
eaux du département de la Loire, où j'avais encore
trouvé plus de goîtreux et même quelques crétins;
elles ont été faites sur des eaux provenant des gorges

des Cévennes, de la chaîne du Pilas, sur ses deux versants. Une seule localité de ces montagnes renferme des crétins, c'est le village d'Isieux, près de Saint-Chamond.

Dans le département de la Haute-Loire, j'ai vu des goîtreux; dans l'arrondissement d'Issengeaux, dans le canton de Montfaucon, à Dunières, à Raucoules, etc., où la population présente le type d'un commencement de dégénérescence, et où presque toutes les femmes présentent un cou volumineux, les eaux qui leur servent de boisson proviennent de sources jaillissant sur les flancs des montagnes, qui ne contiennent aucune trace d'iode. Toutes ces sources donnent naissance à de petits ruisseaux qui se rendent dans le Lignon, dont les eaux limpides et pures nourrissent des truites excellentes. Ce climat est tellement rigoureux, que les habitants sont obligés de passer les longs jours de l'hiver, avec les animaux, dans les étables.

Dans ces hautes localités, l'hiver est très-long, car au commencement de juin, j'ai vu beaucoup d'arbres qui n'étaient pas encore feuillés.

L'humidité qui règne dans ces contrées comme dans les Alpes, le repos prolongé dans les écuries, sont deux grandes causes qui, par leur influence continue, développent le rachitisme, les scrofules, les ophthalmies scrofuleuses, les tumeurs blanches, les caries, les hydropisies, les engorgements de diverses natures, et l'hypertrophie de la glande thyroïde.

Il suffit, ainsi que je l'ai déjà dit, d'explorer les
quartiers les plus humides des grandes villes, de Paris, ses rues sales et étroites, ses réduits sombres,
pour se convaincre que les causes dont je viens de
parler sont bien celles qui déterminent le plus d'affections chroniques. En vain quelques observateurs
ont attribué ces maladies à la misère; assurément
cette cause destructive exerce aussi son influence sur
leur développement; mais en étudiant les effets de la
misère dans toutes les campagnes, ils n'y trouveront
point, toutes choses égales d'ailleurs, un aussi grand
nombre de rachitiques et de scrofuleux; au contraire,
si, dans cette condition, ces maladies se développent,
étudiez le climat, examinez les localités et les habitations, et vous pourrez vous convaincre que l'humidité, un défaut de ventilation ou d'insolation, exercent
leurs funestes influences et affaiblissent l'organisme.
Dans les vallées profondes, où ces causes agissent avec
plus d'intensité, où elles se joignent encore à l'inactivité dans laquelle vivent les populations pendant huit
mois de l'année, par suite du manque complet de travail, d'industrie, de commerce, et par l'impossibilité
dans laquelle se trouvent certains villages de pouvoir
communiquer avec les vallées voisines, par l'abondance des neiges qui ferment toutes les issues, et
par les froids excessifs auxquels l'homme résiste-
rait difficilement s'il voulait les braver, il est évident
que l'organisme, affaibli, dégénère à la suite de plu-

sieurs générations, et que le goître, premier effet de cette dégénérescence, se manifeste d'abord, et qu'ensuite le crétinisme en sera la dernière conséquence. Est-il possible que, dans ces cas-là, la présence d'une petite quantité d'iode dans les eaux suffise pour préserver ces populations de ces deux maladies, si surtout elles restent sous l'influence des causes fâcheuses reconnues dans ces localités? Je crois que dans ce cas le doute est encore permis; cependant, ainsi que je l'ai déjà dit, on ne peut pas nier que la présence dans l'air, les plantes et l'eau, d'un principe aussi actif que l'iode, même en petite quantité, ou son absence, soit indifférente, surtout lorsque l'organisme est sans cesse sous son influence. Ne voit-on pas d'ailleurs, par l'emploi de certains médicaments à doses extrêmement fractionnées, survenir des effets bien positifs? Il est donc évident que l'iode contenu dans l'air fixé complétement dans les organes pulmonaires, ainsi que l'a démontré M. Chatin, qui n'en exhalent aucun atome; que l'iode introduit dans notre intérieur sous des formes différentes, soit par les boissons de l'eau et du vin, soit par les substances diverses qui composent l'alimentation, doit nécessairement avoir une action sur l'organisme, et la difficulté de la question consiste à savoir si l'influence de ce puissant agent excitateur peut neutraliser et même dominer les influences fâcheuses que peut produire l'action permanente des nombreuses causes anti-hygiéniques qui s'observent dans les Alpes.

Tous les médecins qui se sont occupés du traitement du goître savent très-bien que l'iode est le seul médicament dont l'efficacité soit certaine, et que la poudre d'éponge calcinée est une des formes sous laquelle on l'administre encore très-souvent, bien que la quantité de ce principe thérapeutique se trouve en très-faible proportion dans cette plante marine, dont l'effet est cependant bien reconnu.

Avant d'admettre que l'absence de l'iode dans l'air, les eaux et les plantes, soit la cause unique du goître et du crétinisme, je crois qu'il est nécessaire d'attendre que de nouvelles et nombreuses recherches analytiques aient été faites dans toutes les montagnes où ces deux maladies existent, soit en Europe, en Asie ou en Amérique.

C'est donc dans ce but que j'ai multiplié mes recherches analytiques dans les contrées où j'ai rencontré des goîtreux. Je continuerai encore ces travaux; mais en les attendant, je crois devoir donner ici les résultats que j'ai obtenus dans quelques départements où se trouvent les Cévennes.

Eau des fontaines de Bourg-Argental, versant oriental du Pilas (Loire). — Un litre :

	gram.
Carbonate de chaux.	0,037
Sulfate de chaux.	0,010
Chlorure de calcium.	0,029
A reporter. . . .	0,076

Report. 0,076

Chlorure de calcium. 0,039

Chlorure de magnésium. . . . traces

Iode. . . . . traces

Total. 0,115

Eau des sources de Ruthainges. Versant oriental du Pilas ; granite (Loire). — Un litre et demi :

gram.

Carbonate de chaux. 0,128

Carbonate de magnésie. . . . traces

Chlorure de calcium. 0,021

Chlorure de sodium. 0,048

Silice. 0,007

Matières organiques. . . . . traces

Iode. . . . . traces

Total. 0,204

Eau du village de Jouzieux ; granite (Loire). — Un litre et demi :

gram.

Phosphate de chaux. 0,034

Carbonate de chaux. 0,117

Carbonate de magnésie. . . . traces

Chlorure de sodium. 0,038

Chlorure de calcium. 0,057

Silice. . . . . traces

Matières organiques. . . . . traces

Iode. . . . . traces

Total. 0,246

Eau de la Valta, village situé sur le versant occidental du Pilas ; terrain porphyrique (Loire).

	gram.
Carbonate de chaux.	0,137
Chlorure de calcium.	0,042
Chlorure de sodium.	0,061
Silice.	0,017
Sulfate de chaux.	0,031
Iodures.	traces
Total.	0,288

Eau prise au village d'Isieux, où il y a des crétins et des goîtreux, vallée du Gier, près Saint-Chamond ; terrain houllier (Loire).

	gram.
Carbonate de chaux.	0,451
Chlorure de calcium.	0,011
Chlorure de sodium.	0,053
Silice.	0,008
Matières organiques.	traces
Iode.	traces
Total.	0,523

Eau de source à Lournand près Cluny, département de Saône-et-Loire. — Terrain jurassique, oolite inférieure.

	gram.
Carbonate de chaux.	0,251
Carbonate de magnésie. . . .	0,015
Chlorure de calcium.	0,210
Chlorure de sodium.	0,007
A reporter.	0,483

	Report.	0,485
Sulfate de chaux.		0,032
Iode		traces
	Total. . . .	0,515

Eau de source de Pierclos, Saône-et-Loire, oolite inférieure.—Il y a des goîtres.

gram.

Carbonate de chaux.	0,310
Carbonate de magnésie. . . .	traces
Chlorure de calcium.	0,021
Chlorure de sodium.	0 012
Sulfate de chaux.	0,058
Matières organiques	traces
Total. . . .	0,401

Eau de source de Chevagny, Saône-et-Loire, terrain de transition Grauwake. — Quelques goîtres.

gram.

Carbonate de chaux.	0,213
Chlorure de sodium	0,038
Silice.	0,051
Sulfate de chaux.	0,034
Matières organiques.	traces
Total. . . .	0,336

Eau des puits d'Urigny, près Mâcon; il y a quelques goîtres, principalement chez les femmes, oolite inférieure.

gram.

Carbonate de chaux.	0,097
Sulfate de chaux.	0,121
A reporter. . . .	0,218

Report. 0,218

Chlorure de calcium. . . . 0,048.

Chlorure de magnésium. . . . 0,034

Iode. . . . . traces faibles

Carbonate de fer. . . . . . traces

Acide sulphydrique . . . . . traces

Total. . . . 0,300

Fontaine de Davagé, Saône-et-Loire, où il y a quelques cas de goître.
—Terrain jurassique, grande oolite.

	gram.
Carbonate de chaux.	0,271
Carbonate de magnésie. . . .	0,012
Chlorure de sodium.	0,028
Carbonate de fer.	traces
Iode.	traces
Total. . . .	0,311

Les eaux de la ville de Mâcon, qui contiennent beaucoup de magnésie, de sulfate de chaux, ne renferment aucune trace d'iode; elles rentrent évidemment dans la règle indiquée par M. Chatin, que dès qu'une eau contient une quantité notable de sels terreux, il est certain qu'elle ne renferme pas d'iode. Les eaux qui servent de boissons aux habitants de cette ville sont prises dans des puits. L'eau de la Saône contient du fer et des traces notables d'iode. Il est à regretter qu'il n'y ait qu'un petit nombre de ménages qui en fassent usage, et, malgré cela, on ne rencontre pas de goîtreux dans cette ville.

Ces diverses analyses prouvent également que, dès qu'une eau contient du fer, elle renferme de l'iode, ainsi que l'a annoncé à l'Académie des sciences M. le professeur Chatin dans les différentes lectures des mémoires si intéressantes qu'il a faites à cette savante société.

La présence ou l'absence de l'iode dans les eaux qui servent de boisson aux populations, sont-elles les causes uniques capables de donner lieu au développement du goître et du crétinisme? Je ne le crois pas, car, ainsi que je l'ai dit plus haut, certains villages de la vallée d'Aoste, de l'Isère, du département de la Loire, de l'Ardèche, de Saône-et-Loire, renferment des goîtreux, bien que les eaux des fontaines contiennent de l'iode, que l'air atmosphérique, les plantes, les graines, le sol, en dénotent à l'analyse; cependant il est un fait certain, c'est que là où les eaux n'en contiennent pas, il y a plus de goîtreux que là où les eaux sont iodées. D'ailleurs, chacun sait que l'iode et ses composés sont les médicaments les plus efficaces à opposer à cette maladie, et que leur usage même, à doses très-faibles, suffit souvent à la faire passer, pourvu toutefois que l'individu ne reste pas soumis à l'influence des causes capables de produire le goître. Il est donc évident que l'absence de l'iode ou des iodures dans l'eau, n'est pas la cause unique de cette infirmité; mais que le goître est plus fréquent et devient plus volumineux chez les indivi-dus qui font constamment usage d'eaux qui n'en con-tiennent pas.

Chacun sait que les eaux destinées à la boisson peuvent être nuisibles quand elles contiennent un excès de sels ou matières nuisibles ; ce fait est incon-testable, mais on ne peut affirmer que de l'eau con-tenant très-peu de sels soit excellente, car la présence de l'air, de l'acide carbonique, du carbonate de fer, de chaux, d'iodures ou de bromures, n'est pas une chose indifférente. Ces principes ont nécessairement une action utile sur l'économie nécessaire à la nutri-tion, et la présence de l'iode , excitant si puissant, peut très-bien neutraliser les effets nuisibles de plu-sieurs causes insalubres. L'absence de ces principes utiles, dans l'eau, dans les aliments, doit à la longue influer sur l'organisme.

Un fait emprunté à l'excellent mémoire de M. Bil-let, archevêque de Chambéry, démontre l'heureuse action de l'iode sur l'organisme. D'après ce savant observateur, les eaux tufeuses sont généralement accusées de donner le goître : les eaux de Mont-Ver-nis et de Villard-Clément ont, sous ce rapport, une célébrité acquise par des faits nombreux. Au Puiset, sur dix-huit familles, l'une a une citerne, les autres s'abreuvent à de mauvaises eaux : la première, est saine ; toutes les autres sont gravement atteintes de goître.

Les analyses de ces eaux étaient trop importantes pour que je ne me rendisse pas sur les lieux pour les faire. Elles expliqueront facilement l'innocuité de l'eau.

Ainsi, l'eau de la citerne m'a donné, un litre :

	gram.
Carbonate de chaux.	0,008
Matières organiques.	traces
Iode.	quantité notable
Total. . . .	0,008

Il est vrai que j'analysai cette eau peu d'instants après une forte pluie tombée avec le vent du sud, et comme l'atmosphère dans les Alpes contient beaucoup d'iode, lorsque le vent a cette direction, ainsi que je le démontrerai plus loin, je ne fus pas surpris de trouver une quantité aussi grande de ce principe. Cette citerne étant bien couverte, l'iode ne doit se perdre qu'en petite quantité. Les eaux des sources où s'abreuvent les familles infectées n'en contiennent aucune trace ; il est donc certain que c'est à l'iode que cette famille doit de ne pas avoir de goître.

Il est donc évident, ainsi que je l'ai dit dans mon premier volume, que la mauvaise qualité des eaux doit être considérée comme une des causes actives du goître ; d'ailleurs, il suffit de voir ce qu'a écrit à ce sujet M. Boussingault pour s'en convaincre.

« Il existe dans la nouvelle Grenade une opinion

générale qui attribue l'origine du goître aux proprié-
tés nuisibles de certaines eaux ; cette opinion vul-
gaire est fondée sur des observations journalières et
qui sont à la portée de tout le monde ; par exemple ,
il arrive qu'un individu attaqué de goître va se fixer
pour quelque temps dans un endroit où cette maladie n'est pas endémique ; le climat de la nouvelle rési-
dence est sensiblement le même, le malade ne change
ni son régime ni ses habitudes, l'eau est la seule
chose nouvelle dont il fasse usage , et la maladie dis-
paraît. De là , on peut vraisemblablement supposer
que l'effet salutaire a été produit par le changement
d'eau. Il y a plus encore, des personnes fixées dans
des lieux où le goître est fortement endémique, se sont
guéries et se sont mises à l'abri de cette maladie en
ayant la précaution d'envoyer chercher l'eau pour
leur usage à une rivière dont l'eau était réputée bonne, s'abstenant ainsi de boire de celle de leur rési-
dence. »

M. Ferrus, dans son excellent mémoire lu à l'Académie de médecine, accorde une grande importance à
la question des eaux sous le point de vue de l'altération qu'elles éprouvent en parcourant des terres cultivées ; à la page 72 de son mémoire, il s'exprime ainsi :

« Dans un établissement public, voisin de Paris, le
goître, après s'être montré à plusieurs reprises autrefois , et avoir disparu pendant de longues années,
sans que l'on ait pu apprécier la cause de son

développement et de sa disparition, a reparu subitement, et a atteint, bien qu'avec peu d'intensité, une vingtaine de sujets. Cette réapparition semble avoir coïncidé avec la consommation dans l'établissement d'eaux provenant d'un puits artésien, ou tout au moins de celle en usage dans cette localité, et qu'on avait cessé de prendre à la Seine, qui contient de l'iode, ainsi que l'a démontré M. Chatin. »

« Je visitai, dit ce savant observateur, pour la première fois en 1841, le village d'Andressein ; il est assis au fond d'une vallée, sur un sol d'alluvion, au confluent de deux torrents, le Lez et la Bouigane. Ce dernier est appelé aussi ruisseau de la Belle-Longue.

» Andressein est en partie recouvert de grands arbres qui interceptent les rayons solaires, et s'opposent d'une manière très-marquée à l'introduction libre de l'action salutaire des vents qui pourraient y parvenir. Le curé, homme instruit, né dans le pays, m'assura que la vallée où est situé Andressein est constamment recouverte de vapeurs assez épaisses pour qu'elles puissent être aperçues de la ville voisine. Les fruits, de belle apparence, y mûrissent, mais ils sont aqueux et ne sauraient se conserver. Le sel comme le tabac y est toujours imprégné d'eau, et les bois de construction se recourbent dans cette atmosphère humide.

» Des deux torrents, l'un, le Lez, qui part de la val-

lée de Biros, donne à la consommation une eau
claire, attrayante et salubre; l'autre, la Bouigane,
qui, avant d'atteindre Andressein, traverse la vallée
à laquelle la durée de son parcours et la magnificence
de ses prairies ont valu le surnom de Belle-Longue,
est loin d'offrir une égale limpidité; ses eaux, dont le
cours est infiniment moins rapide que celles du Lez
et s'écoulent sur un fond schisteux, sont louches,
troubles, et pendant l'été presque tièdes; elles con-
tractent en peu de temps, dans les vases de terre où
on les renferme, une saveur vaseuse très-prononcée,
et elles semblent fades lorsqu'on les boit dans leur lit
même.

» Suivant la proximité, les habitants consomment
indifféremment l'eau de ces deux rivières; mais les
plus intelligents d'entre eux n'emploient dans aucun
cas, pour boisson, les eaux de la Bouigane. Ajoutons
qu'il est reconnu par une observation populaire et
constante, que les truites qui en proviennent sont
moins savoureuses, moins fermes et moins estimées
que celles du Lez; elles diffèrent même par leur aspect extérieur.

» La différence remarquée dans la qualité du Lez
et de la Bouigane, et dans la valeur respective des
poissons qu'on y pêche, m'a été expliquée d'une manière satisfaisante par l'examen des localités.

» La Bouigane, je l'ai dit, traverse la Belle-Longue,
fertile vallée, toute couverte de prairies. Ces prairies,

qui nourrissent de nombreux animaux, sont constamment arrosées par les eaux qui descendent de la montagne pour se perdre dans la rivière après avoir séjourné sur ces prairies ou les avoir sillonnées par un écoulement peu rapide; aussi n'arrivent-elles au confluent des deux cours d'eau que chargées de vase, de débris végétaux et de particules animales putrifiées.

» Andressein est incontestablement le village de toute la vallée le plus mal traité par le goître et le crétinisme; j'ai pu y recueillir l'observation très-détaillée de plus de vingt individus très-avancés dans le genre de dégradation qui nous occupe, et j'ai spécialement insisté sur les conditions relatives à la nature et à la distribution des eaux dans ce village, parce qu'on y remarque une particularité faite pour corroborer l'opinion des auteurs qui regardent comme très-importante dans la production du goître et du crétinisme, la composition des eaux dont les populations font habituellement usage. J'ai été, je l'avoue, frappé du rapport qui existait ici entre l'emploi d'eaux plus ou moins pures, et l'absence, la rareté ou le développement excessif de ces deux maladies.

» A Andressein, en effet, la partie du village située sur les bords de la Bouigane semble évidemment moins salubre que celle placée en regard de Castillon et occupant les bords du Lez. La population riveraine de la Bouigane, qui fait presque exclusivement usage

de ces eaux , m'a paru en général plus chétive et d'un
aspect plus souffreteux que celle qui habite la partie
opposée du village ; on y rencontre plus de goîtreux
et un plus grand nombre de crétins ; mais je me hâte
d'ajouter que, de ce côté, la vallée se trouve plus déprimée, plus rétrécie, plus abritée, et certaines habitations,
celles-là même où les crétins abondent, sont adossées
au coteau sur la rive gauche de la Bouigane , et sont
par conséquent moins ventilées. Sur les bords du Lez,
au contraire, la vallée a plus d'étendue en longueur
et se prolonge entre des montagnes escarpées et arides ; les eaux du Lez coulent rapides sur un fond
rocailleux. Leur cours est plutôt activé que ralenti
par les obstacles qu'elles rencontrent ; car, momenta-
nément arrêtées par des fragments de rochers ébou-
lés des montagnes voisines, elles retombent écumeu-
ses en petites cascades, comme si l'on se fût efforcé
de rendre leur course plus impétueuse à l'aide d'é-
cluses artificielles. Ce mouvement actif et saccadé des
eaux, en les chargeant d'une quantité d'air , les rend,
non-seulement plus convenables à la boisson, mais il
doit encore agir favorablement en établissant un courant d'air continuel dans le fond des vallées qu'elles
parcourent, et certainement à Andressein, sur les rives du Lez, soit pour cette dernière cause, soit pour
la direction particulière de la vallée et de la disposition des rochers dont elle est formée, on respire un
air et plus vif et plus puissamment renouvelé que sur
les bords moins abruptes de la Bouigane. »

Le passage suivant, encore emprunté au mémoire de M. Ferrus, vient encore à l'appui de mon opinion, que l'air humide et malsain, la situation des vallées étroites et profondes où l'air ne se renouvelle que difficilement, où les rayons solaires ne font sentir leur action salutaire que pendant quelques heures, sont des causes puissantes pour le développement du crétinisme.

« Pour mon compte, je restai frappé de l'opposition des deux natures qui caractérisaient la vallée de la Belle-Longue que j'avais parcourue précédemment, et la vallée de Biros que je parcourais alors. La première, verdoyante, ombragée, productive mais humide, donnait asile à une population étiolée, triste et languissante ; la seconde, moins fertile, plus agreste, plus primitive, étonnait le regard par des flots de lumière et de vie. A ce point de la vallée, tout en effet trahit une vitalité plus énergique ; les végétaux exhalent un parfum plus pénétrant, les animaux sont plus nombreux et plus agiles. Cette population d'êtres grossièrement ébauchés, rabougris, au teint blafard, à l'œil hébété, aux lèvres pendantes, a disparu pour le voyageur ; les hommes qu'il rencontre sont sains, robustes, actifs, et rappellent exactement, par le costume, le maintien, la démarche, les belles populations catalane et basquaise ; les femmes, mieux partagées encore, sont grandes et pourtant gracieuses ; la blancheur de leur peau, l'éclat de leur teint, la régularité parfaite de leurs dents, seraient en tous pays un objet d'admiration. Leur fécondité est générale; les enfants à leur tour se distinguent par leur vigueur et leur beauté; on voit qu'ils respirent, en naissant, un air pur, et que le lait qui les nourrit est sécrété par des organes sains et des mamelles énergiques. »

Cependant, M. Ferrus signale dans cette vallée le village d'Arien où il y a quelques goîtreux, qu'il croit attribuer aux eaux, qui n'ont ni la limpidité cristalline, ni l'agréable saveur des sources ordinaires; car elles ont traversé les prairies et séjourné sur des terres grasses, cultivables, productives, et dès lors au milieu de certains débris, tant végétaux qu'animaux, circonstance importante à mon avis, dit un savant observateur, que j'ai déjà signalée et sur laquelle j'insiste de nouveau, mais sans prétendre aucunement lui attribuer une influence exclusive.

De tous ces faits, je crois devoir conclure, ainsi que je l'ai déjà fait dans le chapitre des eaux potables du premier volume, que si les eaux n'ont pas toujours les qualités attribuées à de bonnes eaux, elles ne doivent pas être considérées comme ayant seules le pouvoir de développer le goître et le crétinisme, mais comme pouvant être une cause de plus à ajouter aux autres que j'ai indiquées.

Les meilleures eaux dont pourraient et devraient faire usage les populations goîtreuses des Alpes, devraient être puisées dans de vastes citernes où l'on aurait recueilli principalement et peut-être exclusivement celles provenant des pluies amenées par le vent du sud ou du sud–ouest ; car ce sont les seules qui, dans les Alpes , d'après mes nombreuses recherches, contiennent de l'iode.

Je suis parfaitement de l'avis de MM. Boussingault, Grange, Fourcault et Chatin, qu'il faut faire de l'iodation le plus possible dans les lieux les moins iodés et signalés par la coexistence du goître et du crétinisme. Il serait certainement très-utile que les populations ne consommassent que des sels iodifères; mais comment iodifier les engrais, pour que les terres et les plantes acquièrent une dose plus forte de l'élément chimique qui ne s'y trouve pas représenté en quantité suffisante, ainsi que le recommandent ces deux dernières observations ? Comment y parviendra-t-on ? Voilà où réside la difficulté, car la théorie ne suffit pas, surtout lorsqu'il s'agit d'opérer sur des contrées aussi étendues que celles où règnent le goître et le crétinisme; il faut indiquer des moyens d'une pratique facile, et surtout peu dispendieuse, car il ne faut pas perdre de vue que les populations où l'on observe ces deux infirmités sont vouées à la plus grande misère ; qu'elles ont à peine le nécessaire , et qu'il leur serait de toute impossibilité de se procurer les moyens nécessaires pour iodifier leurs engrais.

M. Chatin veut qu'on iodifie par les irrigations, en mettant à profit les sources minérales qui portent de l'iode en dissolution, en iodifiant enfin les produits qui servent à alimenter les animaux, contribuant à l'alimentation de l'homme. Ce moyen est-il réalisable? Je ne le pense pas. Prenons pour exemple les départements français des Alpes, tels que l'Isère, les Hautes-Alpes et les Basses-Alpes, et examinons si les sources minérales iodurées peuvent être employées aux irrigations. Dans le département de l'Isère, il n'existe que les sources sulfureuses d'Allevard, d'Uriage, de l'Echaillon, de Choranche, de Soulieux, de la Terrasse, et les sources salines de la Motte, du Monestier et d'Oriol, qui contiennent de l'iode. Quelles sont, parmi ces eaux, celles dont on peut faire usage comme moyen d'irrigation capable d'iodifier les terrains cultivés ?

Les eaux de l'Echaillon se trouvent à trois lieues de Grenoble, côté ouest, au-dessous de Veurey, sur la rive gauche de l'Isère; c'est sur le bord même de celle-ci qu'elle se trouve, sortant du pied du rocher qui, placé en saillie sur cette rive, marque son changement de direction lorsque la rivière vis-à-vis Voreppe quitte la ligne de Veurey pour prendre celle de Moirans. Couverte habituellement par les eaux de l'Isère, on ne la découvre que lorsque ces dernières s'abaissent considérablement. C'est ainsi que, depuis qu'on s'est aperçu de son existence, on a passé souvent une et même plusieurs années sans l'apercevoir. Cette source se trouve dans une contrée aride, resserrée sur

6

plusieurs kilomètres de longueur entre la rivière et des rochers arides de plusieurs centaines de mètres de hauteur, à pic, sans trace de terrain cultivable. On voit donc que cette source, qui ne paraît pas même toutes les années, ne peut être utilisée.

Les eaux de la Terrasse sont en trop petite quantité; d'ailleurs elles existent dans une localité où le goître est inconnu, et par conséquent leur emploi serait inutile pour la population.

Les eaux de la Motte, contenant du brome et de l'iode, coulent dans une gorge très-profonde, très-étroite, où il n'y a place que pour les eaux du Drac; elles ne peuvent donc pas trouver d'emploi utile.

Les eaux d'Uriage pourraient trouver un emploi, soit dans la vallée d'Uriage, soit dans la vallée de Vaulnaveys; mais elles contiennent trop peu d'iode pour être utilisées; d'ailleurs, les sels qu'elles contiennent en abondance pourraient être contraires à l'agriculture; et ensuite, pendant plusieurs mois, elles sont employées au bel établissement thermal, et n'en sauraient être distraites.

Les eaux sulfureuses d'Allevard, les plus riches en iode de toutes les Alpes françaises, ne sauraient non plus trouver leur emploi, parce que, pendant plusieurs mois, elles alimentent l'établissement thermal d'Allevard, et que leur position, sur les bords d'un torrent, dans une gorge profonde, sauvage, sans terres arables, nécessite une puissante machine hydraulique pour conduire les eaux dans la vallée d'Allevard à l'établissement thermal. Comme moyen d'irrigation, par leur situation dans un lieu très-bas, elles ne peuvent pas être utilisées.

Il n'y aurait que les eaux de Soulieux qui seraient utilement employées; mais leur volume est infiniment trop faible. Cette source est située dans la partie supérieure de la vallée de l'Oisans.

Les eaux d'Oriol et du Monestier coulent à travers des prairies, et servent depuis longtemps comme moyen d'irrigation; et malgré cela ce village renferme des cas nombreux de goître.

Les eaux de Choranche, situées dans la vallée de la Bourne, se divisent en filets nombreux dans des prairies, et bien qu'elles déposent l'iode qu'elles contiennent dans leur parcours, elles n'empêchent pas la localité d'être infectée de goîtreux.

On voit donc que, pour le département de l'Isère, les eaux iodées sont peu susceptibles d'être employées comme moyen d'irrigation.

Elles pourraient, au contraire, être très-utilement mises en usage pour la boisson des populations des villages infectés de goîtreux, près desquels elles jaillissent. Il suffirait de laisser les eaux exposées pendant quelques heures à l'action de l'air, pour qu'elles perdent entièrement leur odeur hépatique avant de s'en servir.

Dans le village d'Allevard, infecté de goîtreux et de

crétins, il semble que la nature prévoyante ait placé le remède à côté du mal.

Ce n'est donc que comme boissons que les sources d'Allevard, de Soulieux et de Choranche peuvent être employées par les populations voisines. Telle est la seule utilité que peuvent présenter les sources iodées de l'Isère.

Dans le département des Hautes-Alpes, les sources iodées sont trop peu nombreuses, et celles qui le sont se trouvent presque toutes trop éloignées des centres de population pour trouver leur emploi.

Dans toute l'étendue de la province de Maurienne, on ne connaît encore aucune source iodée.

Le moyen le plus facile d'iodifier les produits qui servent à alimenter les animaux, contribuant à l'alimentation de l'homme, consisterait à iodurer le sel ordinaire, qui sert, non-seulement à l'homme, mais aux animaux, car, dans les Alpes, on est dans l'habitude de donner souvent, pendant l'hiver, du sel aux vaches, aux chèvres et aux brebis; et comme la principale alimentation des habitants est prise parmi les différents produits du laitage, il est évident que l'iode entrerait en plus grande quantité dans l'organisme. Le gouvernement seul peut intervenir à ce sujet et faire ioder les sels.

La dernière partie du travail de M. Chatin est très-remarquable, en ce sens qu'il a voulu épuiser la question en ne laissant derrière lui ni faits ni preuves;

c'est sa division de la France en zones plus ou moins iodées , avec les moyens de leur donner ce qui leur manque, en tirant des produits des zones voisines, ou en utilisant ceux de leur propre sol. Le plan qu'indique ce savant chimiste semblerait au premier abord présenter des difficultés d'exécution; mais ces difficultés n'existent pas, puisque depuis longtemps les populations des zones moins iodées reçoivent leur alimentation principale des zones plus iodées. Ainsi, d'après la classification des différentes zones, Lyon, qui se trouve placé dans la troisième, où l'air, les eaux , le sol, sont à la fois médiocrement iodurés, puisque la proportion d'iode, dans 8000 litres d'air, un litre d'eau de pluie, un litre d'eau potable, et 10 grammes de terre arable, varie de 1/500 à 1/1000 de milligram., reçoit les grains, les farines, les vins qui y sont exclusivement consommés, de la deuxième zone, où 8,000 litres d'air contiennent 1/200 de milligram. d'iode; le litre d'eau pluviale , 1/150 de milligram.; le litre d'eau de source ou de rivière, 1/300 de milligram., et 10 gram. de terre arable, aussi 1/200 de milligram. du même corps; et de la première zone, où le goître est inconnu.

Grenoble. — Les centres de population des vallées voisines de cette ville reçoivent presque toutes leur farine de Bourgoin , placé dans la zone de Lyon, et beaucoup de produits de la Provence.

Depuis que la maladie de la pomme de terre rend la récolte de ce tubercule tout à fait nulle dans cette quatrième zone, cet aliment si répandu se tire de la deuxième zone où le sol est très-ioduré.

On voit donc que depuis longtemps les populations où l'iode existe en moins grande quantité, et où le goître est commun, tirent leurs produits alimentaires de pays où cette maladie est inconnue, et par conséquent les aliments dont elles font usage contiennent tous de l'iode, et ramènent ainsi la proportion de l'iode au type normal, en faisant venir les substances alimentaires de contrées riches en iode, telles que la Bourgogne et les basses plaines de la Provence.

S'il était bien constaté que l'absence complète de l'iode dans l'air, les eaux, le sol, fût la cause unique du goître et du crétinisme, il serait facile au gouvernement de donner des sels iodurés ; car, lorsqu'il s'agit d'effacer de la liste des maladies endémiques le goître et le crétinisme, ces difformités, l'une du corps, et l'autre de l'intelligence, il n'y a pas d'efforts que l'autorité ne doive être prête à tenter.

Le goître est-il inconnu dans les contrées normalement iodurées? Je ne le pense pas, puisque, dans la première zone, on trouve des cas nombreux de goître, qu'on en rencontre beaucoup plus dans la deuxième zone que dans la troisième ; ainsi, dans les environs de Dijon, le goître est endémique dans certains villages. Il en est de même dans les environs de Châlon et de Mâcon, et dans les plaines de la Bresse, dont l'air,

les plantes, les vins et les eaux contiennent plus
d'iode que l'on en trouve dans ces mêmes éléments à
Lyon ou dans ses environs, où les cas de goître sont
infiniment moins nombreux.

Il serait facile de multiplier les exemples, et l'on
verrait ainsi que, si l'absence plus ou moins complète
de l'iode dans l'air, les eaux, les plantes et le sol est
une cause active du crétinisme, il ne faut pas en conclure d'une manière absolue qu'elle en est la cause
unique, car on se laisserait aller à une erreur manifeste qu'il serait facile de démontrer. Comment pour-
rait-on expliquer que dans la plupart des hautes vallées des Alpes, de la Suisse, du Tyrol, du Piémont et
de la France, le goître y est inconnu ou au moins
très-rare? Cependant, il devrait en être autrement,
puisque, dit M. Chatin, la diminution de l'iode se ca-
ractérise surtout quand des plaines ou des vallées on
monte sur les hauteurs. Certes, on observe, ainsi que
je l'ai démontré, des cas nombreux de goître dans des
lieux très-élevés; cela concorde très-bien avec la théorie de M. Chatin; mais comment expliquer l'absence
complète du goître dans des vallées très-élevées des
Alpes, où l'habitant présente des caractères fort ras-
surants pour sa santé, sa vigueur, et la régularité de
ses formes? Cependant l'iode y fait défaut; et malgré
cette absence d'un élément qui joue un si grand rôle
comme influence physiologique, il n'y a pas de différence bien notable entre cette population alpestre et
celle des lieux les plus iodés. Tous ces faits démon-

trent que le goître et le crétinisme se rencontrent dans les contrées normalement iodurées, toutefois en bien moins grand nombre.

L'iode existe en moindre quantité dans les Alpes qu'ailleurs; cependant, comme ce corps est divisé à l'infini et en dissolution très-faible dans l'air en raison de la masse de ce fluide, il ne présente pas assez d'homogénéité dans la somme de ses molécules, pour que les effets de la pression se fassent remarquer. Il faut y joindre l'influence des mouvements de l'air qui déplacent, qui dissipent, qui transportent au loin ces molécules, et peuvent, en un moment donné, en porter beaucoup, soit à des niveaux, soit dans des régions où il s'en trouvait peu auparavant; et c'est ainsi que j'ai pu en constater dans l'air, pris sur les points les plus élevés et dans les neiges tombées à la fin de l'hiver et au printemps sur ces mêmes montagnes, à plus de 3000 mètres d'élévation.

Tout ce qui précède démontre que si l'absence de l'iode est une des causes actives du goître, il ne faut pas en conclure d'une manière absolue, qu'elle en est la cause unique; car, comment expliquerait-on la disparition et la diminution de cette affection, dans les vallées d'Allevard, de Gressoney, de la Tarentaise, dans la ville de St-Jean-de-Maurienne, etc., où la composition chimique de l'air n'a pas varié, où l'atmosphère, les eaux, les produits alimentaires ne renferment pas d'iode ?

CHAPITRE XI.

RECHERCHES SUR L'AIR ATMOSPHÉRIQUE

Que respirent, dans les maisons et les étables, pendant l'hiver, les populations des Alpes.

Dans les vallées des Alpes, où le goître et le crétinisme sévissent avec le plus d'intensité, les habitants, suivant leur aisance ou leur misère, passent les huit mois d'hiver dans des chambres séparées des écuries, ou dans les étables avec les animaux.

Les familles aisées sont entassées dans une pièce étroite et humide de deux mètres d'élévation, le plus souvent au rez-de-chaussée, sur le sol nu, souvent en contre-bàs, sur un mauvais dallage, ayant pour fenêtre une ouverture de 40 centimètres d'élévation, fermée par un vieux châssis fixé dans le mur, recouvert d'un papier huilé qui laisse à peine pénétrer un peu de lumière; dans un coin de cette mauvaise chambre, un foyer sans cheminée, dont la fumée s'échappe par une simple ouverture pratiquée dans le mur, après avoir circulé dans la pièce, noirci les parois des murailles, vicié le peu d'air qu'on y respire, par les gaz nombreux qui se dégagent du combustible qui varie suivant les localités, et qui est fourni, tantôt par du

bois, tantôt par l'anthracite, ou de la fiente de vache
desséchée pendant l'été. L'ameublement consiste sim-
plement en une mauvaise table, de vieux coffres, de
mauvais grabats faits au moyen de quatre planches
clouées à des montants, sur lesquelles on entasse les
vieux habillements, tout le linge sale, et pour matelas
un peu de paille qu'on ne renouvelle qu'une fois par
an, à la récolte, et pour couverture, de vieux habillements ou des peaux brutes d'animaux; joignez à cela
que la pièce n'est balayée qu'une fois par semaine, et
cela superficiellement, et vous aurez le tableau exact
de l'appartement dans lequel se trouve le plus souvent une famille nombreuse. Si ces habitations sont
sales et malsaines, il en est bien pire encore de celles
où se retirent les malheureux.

La pénurie du bois, le mauvais état de leurs maisons, l'impossibilité dans laquelle ils se trouvent de
pouvoir les réparer, les obligent à passer les longs
jours de l'hiver dans des étables enfoncées dans la
terre, adossées le plus souvent contre la montagne,
et tellement basses, qu'un homme de taille ordinaire
a de la peine à s'y tenir debout. La terre nue qui en
forme le sol, imprégnée de l'urine des animaux, leur
transpiration et leur haleine, entretiennent une humidité constante et infecte. Deux ou trois trous, fermés
ordinairement par un châssis fixe, ne s'ouvrent jamais pour en renouveler l'air.

Le fumier reste souvent plusieurs mois sans être

enlevé. On peut juger de l'atmosphère dans laquelle se trouvent plongés toute la famille, ordinairement nombreuse, et les animaux qui y demeurent, et qui n'est jamais renouvelée, puisque la porte basse, étroite, reste toujours close, et les petites ouvertures constamment fermées.

Quelques familles qui n'ont que deux vaches, ou une seule avec quelques brebis, ou seulement une ou deux chèvres, placent un mauvais poêle dans un coin de ces écuries, dont la chaleur tend encore à augmenter le degré d'humidité et l'insalubrité du local. Les enfants restent pendant tout le jour accroupis sur la litière, et pendant la nuit, ils dorment avec leur père et mère dans un coin, sur des feuilles sèches ou des branches de sapins; les uns et les autres ne se déshabillent que très-rarement, et passent ainsi l'hiver qui, dans un grand nombre des vallées des Alpes, dure huit mois.

Dans ces étables, la température s'élève, lorsque le froid, au dehors, est intense comme il l'est pendant plusieurs mois, jusqu'à plus de 30°, et quelquefois la différence avec l'air intérieur est de plus de 40°.

L'humidité et la température sont tellement fortes et élevées dans ces étables, que si, pendant l'hiver, on veut y pénétrer dès que la porte en est ouverte, il en sort aussitôt un épais brouillard répandant une odeur tellement infecte, que souvent je n'ai pu, malgré toute ma persistance, pénétrer dans l'intérieur et y séjourner quelques minutes seulement. L'homme qui n'est pas habitué à séjourner dans ce milieu tellement vicié par les émanations ammoniacales et autres, ne peut y rester sans y être promptement suffoqué. Souvent il m'est arrivé d'en sortir, après un court séjour de quelques minutes, ayant mes vêtements couverts de gouttelettes d'eau, et si imprégnés d'humidité, qu'à peine avais-je fait quelques pas au dehors, qu'ils étaient immédiatement congelés. On conçoit facilement que ces malheureux, privés de lumière, plongés dans un air aussi impur, aussi chaud et humide, doivent être peu robustes, et que leur organisme doit très-promptement dégénérer.

La composition chimique de cette atmosphère viciée était trop importante pour que je n'en fisse pas de nombreuses analyses, soit dans les localités où l'air contient de l'iode, soit dans celles où il n'en existe pas de trace.

Première analyse.

Le 23 novembre 1851, étant dans la vallée de Vaulnaveys, j'entrai dans une étable d'une longueur de 6 mètres, d'une largeur de 5 mètres, et d'une hauteur de 2 mètres 15 centimètres. Dans cette écurie se trouvaient entassés deux vaches, cinq brebis, une chèvre, et une famille composée du père et de la mère, affectés tous les deux de goître, de quatre enfants, dont un crétin et trois goîtreux. Le crétinisme de cet enfant est au second degré, c'est-à-dire qu'il est capable de marcher et d'être employé pendant l'été à mener paître les brebis. La famille couche dans un coin, sur des feuilles sèches. L'alimentation est composée de soupes de choux et de châtaignes bouillies.

Il était deux heures du soir lorsque je commençai mes recherches analytiques.

La température extérieure marquait — 12°.

La température intérieure marquait plus de + 22°.

L'hygromètre intérieur est au maximum.

Après avoir lavé 2000 litres d'air dans les réactifs suivants, versés dans une série de tubes de Leibig, au moyen d'une pompe aspirante et foulante forçant l'air à passer par ces tubes, j'ai obtenu les résultats suivants :

L'oxygène a été obtenu par le procédé de M. Lassaigne, fondé sur la facilité avec laquelle le cuivre métallique divisé en copeaux s'oxyde au contact de l'air, en présence de l'ammoniaque liquide et sur la formation d'un ammoniure bleu de dentoxyde de cuivre.

J'ai trouvé :

Oxygène. 18,5
Azote. 86,3

L'acide carbonique a été obtenu au moyen de l'eau de Baryte.

Acide carbonique. 0,07

L'ammoniaque a été obtenu en lavant l'air dans

une dissolution de sulfate d'alumine, et traitant ensuite par la potasse.

    Ammoniaque. 0,92

L'acide sulfhydrique a été obtenu au moyen de
l'acétate de plomb.

    Acide sulfhydrique. 0,87

En lavant l'air dans de l'acide sulfurique très-lim-
pide, j'ai obtenu une coloration brune de ce liquide,
preuve évidente qu'il y avait :

    Matières organiques végétales, traces sensibles.

En lavant la même quantité d'air dans de l'acide
azotique pur et limpide, j'ai obtenu une coloration légèrement ambrée, preuve que l'air contenait des :

    Matières organiques animales.

L'air extérieur et celui de l'intérieur de l'étable ne
m'ont donné aucune trace d'iode.

Lorsque la nuit survint, on alluma une mauvaise
lampe alimentée par l'huile de noix; elle ne répandit
qu'une lumière pâle. J'allumai une bougie en stéa-
rine; elle ne répandit qu'une très-faible clarté. La
combustion était lente et mal entretenue, par suite de
la diminution d'oxygène.

Il est évident qu'une atmosphère aussi viciée, où
l'air inspiré contient une si forte dose d'acide carbonique, une diminution notable d'oxygène doit avoir
sur l'organisme une influence très-fâcheuse. Si la vie
est une combustion réglée, elle devrait être forte dans

le climat si froid des Alpes, afin que le calorique produit par l'individu puisse contre-balancer l'effet d'une basse température; mais au contraire, l'air contenant moins d'oxygène, l'alimentation devient moindre, et le foie, par suite de la réduction de la combustion respiratoire, voit son action organique s'élever; d'où l'idiosyncrasie hépatique qu'on observe parmi ces populations. La respiration et l'alimentation étant diminuées, les globules diminuent dans le sang; d'où la chloro-anémie, l'hydropysie, qui jouent un rôle si actif dans le développement du crétinisme. Les globules étant diminués, il est facile d'expliquer la langueur musculaire des individus.

Cette analyse explique pourquoi j'ai trouvé que chez tous les membres de cette famille, la respiration était courte, la circulation lente, et la chaleur du corps plus faible.

En moyenne, j'ai trouvé que le nombre d'inspirations était de dix-huit; celui des pulsations, de cinquante-deux. Chez le crétin, la température était de 3 degrés inférieure à celle d'un homme sain.

Deuxième analyse.

Le 6 février, je fis dans la haute Savoie, au village de Sainte-Hélène-des-Milliers, infecté de goîtreux et de crétins, l'analyse de l'air atmosphérique d'une étable occupée par trois vaches, dix brebis, une femelle de cochon ayant onze petits. Dans cette écurie vivait une famille composée du grand-père, de la mère, d'une tante, d'une fille mariée, de son mari et de cinq enfants, dont le plus jeune venait d'être sevré, en tout, neuf personnes couchées sur de la paille. Dans un des angles de l'étable, est placé un poêle entretenu avec de la tourbe.

La température extérieure est de.   —17°
Celle de l'intérieur est de........   +29°
L'hygromètre est au maximum.

J'ai constaté que l'air atmosphérique contenait :

Oxygène................. 19,7
Azote................... 88,3
Acide carbonique.......... 0,08
Acide sulfhydrique........ 0,29
Ammoniaque............ 0,61
Matières végétales........ traces
Matières organiques........ traces
Iode............... pas de traces

Une bougie brûle lentement, répand une lumière diffuse.

Troisième analyse.

Elle a été faite le 10 septembre 1851, à Allevard, dans une maison composée d'une chambre mal propre, placée au premier étage, au-dessus d'une écurie où l'on retire le soir une chèvre et trois brebis ; dans un des coins de l'écurie, on ramasse de la paille sur laquelle tombent, de l'intérieur de la chambre supérieure, toutes les matières fécales de la famille. Un mauvais plancher mal joint sépare le premier du rez-de-chaussée. Une odeur infecte est répandue dans cette chambre. J'ai trouvé :

Oxygène..................	20,92
Azote....................	81,03
Acide carbonique.........	0,002
Acide sulfhydrique	2,31
Ammoniaque.............	0,97
Hydrogène carboné.......	traces
Matières organiques.......	traces
Iode................ pas de	traces

Une bougie brûle facilement. Dans cette chambre habite une femme et trois enfants, tous goîtreux et crétins ; la femme seule n'est pas goîtreuse.

Quatrième analyse.

Elle a été faite le 15 novembre 1851, dans la vallée d'Entraigues, Hautes-Alpes, dans une maison habitée par une famille composée du père, de la mère goîtreuse, d'un crétin et de trois filles, dont une seule est atteinte du goître. La pièce qu'occupe cette famille est séparée en deux compartiments par une claire-voie à hauteur d'appui, derrière laquelle se trouvent réunis deux vaches, onze brebis, deux chèvres et un âne. La température extérieure est de —11°, celle de l'intérieur est de +17°.

J'ai trouvé :

Oxygène................	18,02
Azote..................	80,07
Acide carbonique.........	0,006
Acide sulfhydrique........	traces
Ammoniaque............	1,12
Matières organiques.......	traces
Iode.................	pas de traces

Il serait facile de citer les analyses nombreuses que j'ai faites; mais toutes démontrent que l'oxygène est toujours en qualité moindre qu'à l'état normal ; qu'il y a plus d'azote, d'acide carbonique, que l'on trouve des proportions considérables d'ammoniaque, d'acide sulfhydrique, de matières organiques, et jamais une seule trace d'iode.

Il est certain qu'on ne pouvait pas trouver d'indices de ce principe, puisque l'air extérieur n'en contenait pas, et que lorsqu'il en contenait, la petite quantité en était complétement fixée par l'acte respiratoire.

Il est donc certain que ces populations, obligées de se retirer pendant la mauvaise saison dans le fond de leurs écuries pour se soustraire à l'action du froid, s'exposent aux émanations de tout genre qui naissent de la réunion avec les animaux qu'elles entretiennent, en se privant de l'influence bienfaisante d'un air fréquemment renouvelé, et que leur organisme doit en éprouver des impressions fâcheuses et dégénérer rapidement.

CHAPITRE XII.

RECHERCHES SUR LA COMPOSITION CHIMIQUE DE L'AIR AT-
MOSPHÉRIQUE DANS LES VALLÉES DES ALPES OÙ RÉGNENT
LE GOITRE ET LE CRÉTINISME.

L'étude de l'air atmosphérique que respirent pendant l'hiver les populations des Alpes retirées dans
leurs étables, m'a conduit à rechercher si l'air dans
les vallées, pendant l'été, présentait aussi quelques
modifications dans sa composition normale. J'ai donc
fait une série d'analyses dans les vallées de la Maurienne à Ayton, d'Allevard à Saint-Pierre, du Graisivaudan à Pontcharra, etc., qui m'ont conduit aux résultats suivants :

Le village d'Ayton, situé à l'entrée de la vallée de la
Maurienne, est traversé par la rivière de l'Arc qui,
avant les travaux de canalisation qui ont été exécutés
il y a quelques années seulement, inondait tous les
terrains bas situés depuis le pont d'Ayton jusqu'à
l'embouchure de cette rivière dans l'Isère, à 5 kilomètres de ce lieu.

Ces terrains et les prairies inondées étaient et sont
encore transformés en de grands marécages couverts
d'eau au printemps et presque à sec pendant l'été,
surtout à la fin du mois d'août et pendant le mois de

septembre, et où croissent une quantité considérable de plantes marécageuses.

Pendant les chaleurs de l'été, les matières végétales en putréfaction répandent une odeur infecte, à laquelle viennent se joindre les miasmes que fournissent les débris d'un grand nombre de grenouilles, de poissons et d'animaux infusoires. Les fièvres intermittentes sévissent avec une telle intensité, ainsi que je l'ai fait remarquer dans le premier volume de cet ouvrage, que presque toute la population des villages situés près de ces marais en est atteinte; que les fièvres pernicieuses y sont fréquentes, et que les habitants, constamment maladifs, présentent un teint pâle, livide, des traits amaigris, et offrent tous les caractères les plus positifs de la décrépitude prématurée. Ils ont le ventre gros, les jambes engorgées. Si leurs forces musculaires sont beaucoup réduites, leur énergie morale l'est encore plus.

Ces mêmes phénomènes se présentent également dans un grand nombre de vallées des Alpes, soit en France, soit en Piémont; et l'on ne peut que difficilement se faire une idée de l'influence pernicieuse qu'exerce, pendant les chaleurs étouffantes de l'été, cet excès d'humidité dans certaines vallées marécageuses où l'atmosphère n'est pas renouvelée par des courants d'air. Il est impossible de nier que cette humidité constante, à laquelle vient se joindre un empoisonnement de l'air produit par les miasmes palu-

déens qui se dégagent, par la décomposition des végétaux dans les marais, ne soit une cause de dégénérescence de l'organisme, puisqu'il est certain que cet
excès d'humidité dans l'atmosphère tend, en raison
de sa propriété conductrice, à priver l'économie animale d'une grande quantité de calorique et d'électricité, et qu'il est facile d'expliquer aussi son action débilitante et sa tendance à supprimer la transpiration
insensible ; car, chez ces populations composées d'êtres faibles, les fonctions de la peau sont imparfaites,
inertes, et cet air tiède, humide, stagnant, produit les
effets contraires à celui d'un air sec et agité qui conserve au système nerveux toute son énergie, et aux
fonctions de la peau toute son activité. Ces miasmes
paludéens causent un véritable empoisonnement.

J'ai remarqué que ces matières organiques végétales, en partie recouvertes d'eau, produisent, quand
elles commencent à pourrir, une quantité considérable d'animaux infusoires, dont les générations se succèdent, meurent, disparaissent, et dont les éléments
concourent aux phénomènes de la putréfaction.

L'examen de ces eaux croupies, au moyen du microscope, m'a démontré la présence d'une grande
quantité d'infusoires appartenant au genre volvox de
la famille des monadaires; au genre vorticelle de la
famille des rotifères. Ces volvoces sphérules forment
un genre extrêmement remarquable par sa forme
sphérique, par le défaut de queue et par sa structure

composée. Leur corps consiste en une espèce de poche ou bourse renfermant un ou plusieurs globules qui sont constamment en mouvement. Rien n'est plus curieux à voir que cet animalcule, dans lequel se meuvent en tous sens de petites masses rondes qui semblent agir avec discernement et se porter de côté et d'autre, tandis que l'animal entier jouit de son mouvement propre. Si on ouvre la poche qui contient les globules, on les voit aussitôt s'échapper par l'ouverture qui leur est offerte, nager isolément, et finir par devenir une agglomération semblable à celle dont ils étaient sortis.

Les vorticelles sont tellement menues, que l'on peut à peine voir au microscope des amas qui en contiennent plusieurs centaines. Mais lorsqu'on examine ces petits polypes à l'aide d'un verre grossissant, on leur trouve une forme très-analogue aux polypes; c'est une tige ordinairement divisée en plusieurs branches dont chacune se termine par un renflement en forme de cornet ou de cloche, de sorte que leur corps ressemble à une plante ornée de fleurs. C'est au centre du renflement terminal que l'on trouve la bouche entourée de plusieurs rangs de tentacules disposés circulairement et doués d'une grande mobilité. L'animal remue sans cesse ces organes pour imprimer à l'eau un mouvement de rotation qui amène dans sa bouche les molécules organiques qu'elle tient en dissolution. Ces infusoires sont très-communs dans ces eaux marécageuses; ils se trouvent sur les tiges des plantes aquatiques, où ils se multiplient avec une prodigieuse rapidité et d'une manière curieuse. Un seul se partage d'abord en deux; quelques instants après, chaque fragment se divise à son tour, et ainsi de suite; mais ils se propagent aussi par des germes et par des bourgeons, comme la plupart des polypes. La principale espèce que j'ai remarquée est la *vorticelle hémisphérique.*

J'ai également constaté la présence de nombreux monades, véritables atomes imperceptibles et homogènes, dans lesquels je n'ai jamais pu, avec un microscope, découvrir aucune trace d'organe particulier. Malgré cette simplicité d'organisation, ils sont d'une mobilité prodigieuse, roulant continuellement les uns sur les autres.

Ces infusoires, dont les générations se succèdent rapidement, meurent et disparaissent, tandis que leurs éléments concourent aux phénomènes de la putréfaction et à la formation des effluves paludéennes.

La rosée, qui est excessivement abondante le matin, et les gouttes d'eau déposées par les brouillards épais qui s'élèvent chaque matin sur ces marécages, recueillies aux environs sur des plaques de verres, contiennent des matières susceptibles de fermenter. Examinées au microscope, ces gouttes d'eau m'ont montré la présence de quantité considérable de débris d'animalcules.

Le gaz hydrogène carboné, qui se dégage de l'eau, jouit de la propriété remarquable de laisser dans l'eau, à travers de laquelle on le fait passer, une matière animale très-putrescible. J'ai constaté que ce n'était point une matière organique végétale, puisqu'ayant recueilli et fait passer à travers de l'acide sulfurique 70 litres de ce gaz, l'acide ne fut pas coloré; mais dans une seconde expérience, ayant recueilli encore 70 litres de ce gaz, et les ayant fait laver dans de l'acide azotique, l'acide fut légèrement coloré en jaune, preuve évidente que c'était une matière organique animale.

A la page 113 du premier volume de cet ouvrage, j'ai dit que les brouillards qui s'élèvent des marais situés dans les vallées, se saturent de miasmes, portent leur funeste influence, non-seulement dans les villages situés dans le fond des vallées, mais également dans ceux qui sont placés sur les hauteurs. Ces brouillards s'élèvent, en été, dans les premières heures du jour; d'abord très-bas, ils enveloppent les habitations inférieures de la vallée; ils grandissent petit à petit, s'élèvent lentement à la hauteur d'environ 500 mèt., s'attachent aux arbres qui entourent les habitations, aux rochers, suivent une certaine zone, et redescendent ensuite avec la même gradation, à mesure que les rayons solaires, devenus plus obliques, cessent, pour ainsi dire, de leur donner des ailes. Ils enveloppent ainsi successivement tous les villages, tant du

fond des vallées que ceux des hauteurs, en leur aban-
donnant toutes les molécules pestilentielles dont ils
étaient chargés. C'est ainsi que je m'expliquai la
présence des fièvres intermittentes aussi généralement répandues dans les sommités que dans les parties basses.

Ayant transporté dans un de ces villages mon appareil à laver l'air, j'ai obtenu les résultats suivants,
qui m'ont appris que l'air contenait à l'état normal
de l'oxygène et de l'azote, de l'acide carbonique en
quantité variable, de l'hydrogène carboné, des matières organiques végétales et animales en quantité considérable.

Première analyse.

L'air analysé sur le pont d'Ayton, au milieu des
marais, m'a donné, la température étant de $+ 23°$:

	gram.
Oxygène.	quantité normale
Azote.	83,1
Acide carbonique.	0,003
Hydrogène carboné. . .	traces notables
Matières organiques végétales.	traces fortes
Matières organiques animales.	traces fortes
Bi-sulfure d'ammoniaque.	traces notables
Iode.	pas de traces

Ayant placé de la viande sous deux cloches, l'une
pleine de cet air, et l'autre pleine d'air recueilli au
chalet de Saint-Alban, à une différence de niveau de
1725 mètres, la viande placée sous la première clo-

che fut beaucoup plus promptement putréfiée que celle placée sous la seconde, preuve évidente que l'air de la première cloche était méphytique.

Ayant analysé l'air auprès des fosses à rouir le chanvre, au village de Villarnoi, douze jours après que le chanvre en avait été retiré, j'ai obtenu les résultats suivants. Ce village est infecté de goîtreux et de crétins.

Oxygène. . . . . quantité normale
Azote. . . . . 82,1 gram.
Hydrogène carboné. . . . . . traces
Acide carbonique. 0,002
Matières organ. végét. quantité notable
Iode. 1/900

Il y avait dans le village beaucoup de cas de fièvres intermittentes. Cette analyse, répétée un mois après que l'eau des fossés eut été renouvelée, donna les mêmes résultats.

Cette analyse a été faite sur le sommet du pic qui domine les montagnes de la grande Valloire, canton d'Allevard, à la hauteur de 2982 mètres. La température était de + 3°, vent du sud.

Oxygène . . . . . . quantité normale gram.
Azote. . . . . id.

Acide carbonique. 0,002
Iode. 1/700
Ammoniaque. . . . . . . traces

Quatrième analyse.

Cette analyse a été faite à Saint-Pierre-d'Allevard par un vent du sud-ouest. Température + 25°.

Oxygène. . . . . quantité normale ^gram.
Azote. . . . . *id.*
Acide carbonique. 0,003
Hydrogène carboné. . . . . traces
Matières organiques végétales. . traces
Iode. . . . . traces légères

Ces différentes analyses démontrent que, dans les vallées des Alpes, l'oxygène et l'azote présentent constamment les quantités normales; mais que l'acide carbonique varie, que l'on trouve de l'hydrogène carboné, des matières organiques en quantité considérable, et que cet air, quoique renfermant des principes nuisibles à l'organisme, est cependant beaucoup plus pur que celui que respirent les populations retirées pendant l'hiver dans leurs étables, quoique dans certaines vallées où l'on remarque des marécages, l'atmosphère est saturée de miasmes putrides qui déterminent chez ces malheureux habitants, qui vivent plongés dans ce milieu impur, un véritable empoisonnement.

CHAPITRE XIII.

CARACTÈRES ANATOMIQUES ET PHYSIOLOGIQUES DU CRÉTI-
NISME.

Dans le premier volume de cet ouvrage, j'ai longue·
ment décrit les caractères généraux du crétinisme,
qui frappent les regards de tout observateur, et exci-
tent, non-seulement la curiosité et la compassion des
gens du monde, mais éveillent encore toute la solli-
citude des médecins.

Bien que je sois entré dans les plus grands détails
qui se lient au début de cette infirmité, à ses premiers symptômes, à sa marche, à ses caractères anatomiques et à ses complications, je crois devoir encore
insister sur l'anatomie et la pathologie de cette mala-
die, en exposant les nouvelles observations que j'ai recueillies, et les détails des nécropsies qu'il m'a été
permis de faire depuis une année. Les recherches
anatomiques seront précédées de l'historique complet
des individus, des phénomènes physiologiques qui ont
accompagné leur existence, l'état de leurs organes et
de leurs fonctions; en un mot, je chercherai à ne rien
oublier de tout ce qui peut jeter quelque jour sur
cette question si grave et si importante. Je discuterai
encore les diverses opinions des auteurs, et je résu-

merai dans mes conclusions l'ensemble des considérations émises et des mesures proposées.

Tous les auteurs qui ont écrit sur ce sujet jusqu'à
ces derniers temps, s'étaient peu occupés de l'étude
des liaisons anatomiques qui pouvaient exister chez
les crétins ; ils les avaient considérés à tort comme des
êtres voués à une sorte de fatalité, dont la maladie ne
pouvait être améliorée par les secours de l'art, par
les applications de la science ; en un mot, on a considéré les malheureux qui en étaient atteints comme
des parias de la nature, au lieu de les considérer
comme des malades.

Dans les localités où le goître et le crétinisme sont
endémiques, la population y revêt ordinairement une
physionomie particulière, un caractère *sui generis* qui
annonce une tendance de ces infirmités. Il existe vé-
ritablement une idiosyncrasie bien tranchée, des caractères qui dénotent que tous les éléments primitifs de
la maladie sont répandus dans toute la population.
J'ai fait sentir plus haut à quel point les racines de
cette idiosyncrasie étaient profondes, lorsqu'on voit
tous les individus d'une vallée insalubre présenter l'a-
platissement de la figure, la saillie des pommettes, l'é-
trange écartement des yeux, l'aspect stupide de la
physionomie, une ossature énorme, une tête volumineuse, les articulations des pieds d'une grosseur extraordinaire, etc.

Lorsqu'on parcourt ces vallées infectées à un si

haut degré, l'observateur attentif comprend aussitôt
que le crétinisme n'est pas un fait isolé, accidentel;
que si les causes déterminantes ont une certaine influence sur les cas qui existent, la source du mal est
plus profonde, plus enracinée; qu'il ne s'agit pas seulement de traiter quelques individus entachés de crétinisme, mais de préserver toute une population d'une
manière permanente, par tous les modificateurs pos-
sibles et les améliorations hygiéniques, commerciales,
industrielles. Ce qui le prouve, c'est que, là où les
causes spéciales ont perdu de leur intensité, les caractères physiques ont pris un aspect plus favorable, et
cette amélioration est due aux modifications survenues dans les localités, par le mouvement industriel
déterminé par l'établissement des voies de communication qui ont été ouvertes. Ces faits sont faciles à observer dans les vallées d'Allevard, du Bourg-d'Oisans,
de la Maurienne et de la Tarentaise. Dans les villages
de ces localités, on trouve des hommes forts, robustes, des enfants doués d'une vive et précoce intelligence, mélangés aux goîtreux et aux crétins. On voit
évidemment que ce mélange de constitutions robustes
et de nature dégradée est le résultat des améliorations récemment introduites, et d'un changement survenu dans les conditions des localités, du sol, dont
les influences anti-hygiéniques ont fait place à d'autres plus salubres.

A Allevard, à Vaulnaveys, à Sassenage, j'ai remarqué que le crétinisme était moins hideux, que la cachexie crétineuse était moins générale, et que l'inactivité des habitants n'était pas due seulement au manque complet d'industrie, mais à leurs habitudes, à la difficulté qu'ils ont de se mouvoir, à la force d'inertie, à l'engourdissement, inséparables d'une constitution étiolée et débile.

Les autopsies que j'ai décrites dans le premier volume ont démontré quelles étaient la nature des lésions de l'encéphale, les anomalies qu'on y rencontrait. Les quatre nécropsies que je vais développer ici sont une preuve de plus qui vient à l'appui des faits que j'ai exposés. Après en avoir donné les détails, j'examinerai de nouveau s'il existe quelques rapports entre ces phénomènes et ceux qui ont été reconnus par les différents auteurs. Chaque autopsie sera précédée de l'historique complet des sujets pendant leur vie, des lieux où ils sont nés, où ils ont habité, et de l'état de santé ou de maladie de leurs parents.

PREMIÈRE OBSERVATION.

Joseph Gouron, âgé de 21 ans, a été affecté pendant toute sa vie de crétinisme au plus haut degré. Le père, âgé de 47 ans, jouit d'une santé parfaite, d'une constitution robuste, d'un tempérament sanguin; il est de taille moyenne, bien proportionnée; il ne porte à son cou aucune trace de goître. Son père et sa mère sont morts très-âgés, sans avoir jamais eu de goître.

Il a toujours exercé la profession de fondeur à l'usine
métallurgique d'Allevard. Depuis cinq ans, il est
chauffeur-mécanicien à l'établissement thermal sul-
fureux. Cet homme est d'une activité et d'une intelligence d'autant plus remarquables, que dans cette localité les habitants sont mous et peu intelligents. Il a
constamment habité une maison saine. Sa femme,
mère du crétin qui nous occupe, est d'une taille élevée, d'un tempérament sanguin, d'une grande activité; elle a toujours joui d'une bonne santé; elle porte
au cou un goître très-lobé, volumineux; ses parents
ont tous été affectés de goîtres; elle a eu cinq enfants,
dont quatre bien portants, non goîtreux, et un crétin.

Ce dernier enfant, dès les premiers jours de sa
naissance, a eu de la difficulté à saisir le mamelon;
il ne demandait jamais le sein, et ne tétait que lorsque sa mère le lui présentait; il a eu constamment la tête volumineuse, et la sage-femme m'a déclaré se souvenir qu'elle avait eu de la difficulté, lors
de l'accouchement, à dégager la tête. A cinq mois,
l'enfant ne pouvait soutenir sa tête, qui restait toujours renversée en arrière; les lèvres étaient volumineuses; il avait la diarrhée, et mangeait deux fois
par jour de la bouillie blanche. A sept mois, tous les
symptômes de crétinisme devinrent très-saillants; il
ne poussait que quelques sons gutturaux obscurs. A
une année, il ne souriait pas encore à sa mère et paraissait insensible. A l'âge de dix-sept mois, il com-

mença à mettre la première dent, et à deux ans, il n'en avait que trois : deux incisives inférieures, une supérieure. A cette époque, il n'était plus possible de ne pas reconnaître qu'il serait un crétin au plus haut degré. Il n'avait pas la force de se tenir debout, et ne faisait entendre qu'un rare grognement. A l'âge de quatre ans, il avait onze dents noires, mal implantées; les lèvres grosses, entr'ouvertes, laissant ainsi passage à la langue volumineuse, de laquelle découlait sans cesse une salive épaisse et fétide. Depuis lors, cet enfant, ayant à peine la force de se tenir assis, ne pouvait ni retenir ses urines ni ses excréments ; il faisait toutes ses ordures sans éprouver le moindre sentiment de propreté. A l'âge de 6 ans, il a eu de fortes convulsions qui ont duré pendant près d'une année, revenant assez souvent avec des symptômes alarmants; il n'a jamais eu ni la rougeole, ni la scarlatine, ni la coqueluche. Deux de ses sœurs ayant eu la variole, il n'en fut pas atteint, bien qu'il couchât à côté d'elles.

Il ne sentait jamais le besoin de manger; et si sa mère ne lui apportait pas sa soupe, il serait probablement mort de faim. Pendant l'été, dans les beaux jours, sa mère le couchait sur de la paille, au soleil, et c'est alors seulement qu'il témoignait quelque plaisir en fixant le soleil pendant un temps quelquefois très-long, sans que jamais ses yeux en aient été fatigués. Il mangeait beaucoup, et ne savait pas s'arrêter quand il était rassasié; il aurait mangé tout ce qu'on lui aurait présenté; il n'a point eu d'époque de puberté, et aucune lueur d'intelligence ne s'est montrée. Il n'a jamais pu marcher seul; les articulations inférieures, fortement ganglées, étaient telles, que les malléoles touchaient presque le sol. Il était sourd et muet, et, quelque fort que fût le bruit, il n'a jamais montré qu'il entendait. A l'âge de 17 ans, la diarrhée qu'il avait eue pendant toute son enfance devint plus intense; ses pieds, ses jambes, devinrent de plus en plus œdémateux, et huit mois avant sa mort, son corps entier était infiltré. La diarrhée devenant plus grave, le malade ne mangeant presque plus, ses parents le trouvèrent un matin privé de la vie; il était mort sans agonie. Il a été impossible de trouver chez ce malheureux aucune faculté sensitive, ni de l'odorat, ni de la langue, ni de l'ouïe, ni du toucher.

SIXIÈME AUTOPSIE.

Ce crétin, décédé le 22 avril 1850, âgé de 21 ans, né de père sain, de mère goîtreuse, a toujours été affecté de crétinisme au plus haut degré. Sa taille est de 0,963; la mensuration de la tête donne, pour la grande circonférence, 0,482; la courbe longitudinale, 0,319; la courbe transversale, 0,260; le diamètre antéro-postérieur, 0,174; le diamètre transversal, 0,150.

Tête volumineuse, front très-court; les cheveux le recouvrent en partie, ils descendent très-bas sur la région occipitale, ils sont rudes et fétides; la hauteur du front est 0,25, il a une forme carrée; les tempes sont planes; les arcades sourcilières peu saillantes, recouvertes de sourcils rares; le nez est gros à sa racine, ainsi qu'à son extrémité lobulaire; les narines sont très-ouvertes et présentent peu de mobilité.

Les yeux sont petits, très-écartés; les paupières sont œdémateuses; la conjonctive est injectée; l'iris a une coloration grise. Pendant la vie, elle était peu mobile, même lorsqu'il sortait de l'obscurité et qu'il fixait brusquement le soleil. La face est plate, les pommettes saillantes, les joues tombantes. La peau est pâle, sèche et terreuse. Les deux côtés de la face sont égaux. D'une pommette à l'autre, la distance est de 15 centimètres.

La bouche est grande, symétrique; les lèvres sont égales dans toutes leurs parties, épaisses; la salive est acide; avant la mort, elle l'avait toujours été.

Les arcades dentaires sont très-développées; l'inférieure dépasse la supérieure.

Le menton est carré, peu saillant, légèrement aplati. Les dents, au nombre de dix-sept, huit au maxillaire supérieur et neuf à l'inférieur, sont mal implantées et recouvertes d'une couche épaisse de tartre. La voûte palatine est plate, large partout, et le raphi est au milieu; le voile du palais est court; la luette volumineuse; les amygdales peu saillantes; toute la cavité buccale est œdématiée et décolorée.

La langue est épaisse, recouverte d'un enduit visqueux. Pendant sa vie, il n'a montré de préférence
pour aucune substance, qu'elle fût acide ou sucrée.
Ayant enlevé cet enduit visqueux avec une spatule,
j'ai trouvé les cryptes muqueux très-développés.

Les oreilles sont plates; le conduit auditif externe
court et droit, rempli de cérumen.

Le larynx est volumineux, saillant, déjeté à gauche par un goître assez gros, formé de deux lobes
très-mobiles.

Le cou est court, épais; le torse plus grand proportionnellement que le reste du corps. La poitrine
est plate; les clavicules plus droites qu'à l'état normal;
les côtes suivent la direction du thorax.

L'abdomen est volumineux, tombant sur le pénil.
L'épigastre est tendu.

Les organes génitaux sont mal développés; le gland
est petit, mal conformé; la verge pas plus grosse que
celle d'un enfant de 8 ans. Les testicules sont petits,
pendants; l'épididyme ne paraît qu'à l'état rudimentaire. Le pénis n'est recouvert d'aucun poil; il n'a jamais eu d'érection ni de jaculation de sperme.

Les membres inférieurs sont courts; les cuisses et
les jambes ont une longueur proportionnelle; les pieds
sont plats, courts; les articulations tibio-tarsiennes
volumineuses; les ongles des pieds sont mal conformés; le torse, les membres pédéens, sont le signe
d'une œdème considérable.

Les bras sont longs, les mains également ; les ongles des doigts sont minces.

L'abdomen étant ouvert offre des intestins volumineux, contenant des vers lombrics ; l'intestin grêle et le colon présentent tous les caractères assignés à une diarrhée chronique ; la membrane muqueuse est ramollie, et présente en différents endroits des traces bien indiquées d'infiltration séreuse.

Les ganglions mésentériques sont le siége d'un engorgement chronique.

Les reins et la vessie sont à l'état sain ; le gauche est un peu ramolli.

Les parties sexuelles sont très-peu développées. Les corps caverneux paraissent être à l'état rudimentaire. L'épididyme est à peine indiqué ; il offre l'aspect d'un petit corps allongé, mou, situé en arrière des testicules, qui sont d'une petitesse remarquable. Le conduit différent, gauche, n'existe pas, et les cavités séminales sont d'une très-faible dimension.

Le canal de l'urèthre est grand ; le gland petit.

La cavité hypogastrique est infiltrée ; les veines mésentériques, iliaques, sont remplies de sang liquide peu coloré ; les artères n'en contiennent que très-peu.

La rate est petite, molle, ne présentant qu'une faible consistance.

Le pancréas est volumineux.

Le foie est gros, pâle ; son tissu est friable, se laisse facilement déchirer lorsqu'on le presse dans les mains.

La vésicule biliaire contient beaucoup de bile présentant l'aspect d'un liquide peu coloré et peu visqueux.

L'estomac est large, offrant une grande cavité. La muqueuse en est ramollie, soulevée en plusieurs endroits par l'infiltration d'un tissu cellulaire sous-jacent.

Le diaphragme offre peu de résistance; les plèvres contiennent une quantité assez notable de sérosité; les poumons sont sains, petits, ils se laissent facilement déchirer, et, en les comprimant, il en sort une sérosité mélangée d'air. Ils sont décolorés; pas de traces de tubercules.

Le cœur est petit, mou, ne contenant que de petits caillots nageant dans la sérosité. Les oreillettes sont très-développées.

Les parois du cœur sont minces.

Le péricarde renferme beaucoup de sérosité.

Le tissu cellulaire de tous les membres est fortement infiltré.

Les muscles sont petits et sans consistance.

Le larynx est un peu déjeté à droite, par suite de la présence du goître situé à gauche. Cet organe est petit; les cordes vocales petites et infiltrées.

Les os du crâne sont très-petits; l'épaisseur consiste dans la portion spongieuse; les tables internes et externes sont minces.

Les deux parties de l'occipital sont mal jointes.

Les os basilaire et sphénoïde ne sont pas soudés ensemble.

Les rochers sont très-courts.

Il existe deux os wormiens dans la suture pariétale.

Les apophyses osseuses du crâne sont peu développées. La moitié du frontal, le côté gauche, est plus
saillant que l'autre. L'occipital gauche est plus renflé
que le droit, qui est légèrement aplati. Les apophyses
mastoïdes sont presque entièrement effacées.

La dure-mère est épaisse, soudée en plusieurs endroits de sa surface externe avec les os du crâne ; ses
sinus sont remplis de sérosité dans laquelle baignent
quelques petits caillots sanguins.

L'arachnoïde est un peu plus dense qu'ordinairement ; elle renferme beaucoup de sérosité, et offre de
nombreuses adhérences avec la dure-mère.

La pie-mère est également plus dense, pleine de sérosité et adhérente en plusieurs points à la substance
cérébrale.

L'aspect extérieur du cerveau présente les mêmes
irrégularités que l'enveloppe osseuse, c'est-à-dire que
le lobe antérieur gauche est plus volumineux que le
droit. Les deux hémisphères ne sont pas symétriques ;
la scissure médiane, déjetée à droite, laisse voir l'hémisphère gauche plus gros que le droit. Le lobe droit
postérieur est raccourci et ne recouvre qu'imparfaitement le cervelet ; ainsi, le diamètre longitudinal de
l'hémisphère gauche donne 6,5, et celui du droit, le
diamètre longitudinal de l'hémisphère gauche du cervelet donne 3,6 ; tandis que celui du droit ne donne
que 2,5.

Les circonvolutions et les anfractuosités cérébrales sont très-légèrement indiquées.

La substance blanche est plus dense qu'à l'état normal en certains points, plus molles en d'autres. La substance grise est généralement plus ramollie et plus mince qu'elle ne l'est ordinairement.

Les solutions de continuité pratiquées au cerveau laissent suinter à leur surface des gouttelettes miliaires d'un liquide séreux, et en écartant les deux bords d'une solution de continuité, on remarque au sommet de l'angle qui en résulte, des filaments blanchâtres, isolés par la sérosité et tendus d'un côté à l'autre. Les deux ventricules latéraux ont pris un si grand développement, que la paroi des hémisphères est manifestement amincie.

Les corps striés sont si petits, qu'ils paraissent à peine formés; ils ne présentent aucune saillie.

Les couches optiques offrent un développement très-restreint; il en est de même de la lame cornée.

La voûte à trois piliers et le septum lucidum sont à peine indiqués.

La corne d'Ammon s'étend fort loin en avant.

La cavité digitale est profonde, dilatée par la grande quantité de sérosité que contient le ventricule. Celle du ventricule droit est plus ample que celle du ventricule gauche; la première n'est séparée que de 0,004 millimètres de la surface du cerveau.

Le ventricule moyen est également très-développé,

et renferme dans son intérieur beaucoup de sérosité ; son diamètre transverse est plus considérable qu'il ne l'est ordinairement.

L'aqueduc de Sylvius ne présente rien d'anormal.

La glande pinéale est volumineuse, dense, séparée de la toile choroïdienne par de la sérosité; elle a une forme plutôt longue qu'oblongue; sa coloration est blanchâtre. Pressée entre les doigts, il n'en sort, comme à l'état normal, ni liquide visqueux ni petits graviers.

Le corps calleux est très-mince.

La scissure de Sylvius est peu profonde ; l'artère qui y est logée offre un très-petit calibre.

La grande fente cérébrale, qui s'étend d'une des scissures de Sylvius à l'autre, est régulière.

Le tuber cinéreum est d'une consistance très-ferme. La tige pituitaire, qui lui fait suite, est composée d'une substance blanche, et se trouve terminée par l'hypophyse très-grosse d'un volume double de l'état normal, creuse dans son intérieur, pleine d'un liquide visqueux.

Les tubercules mamillaires, situés entre les pédoncules cérébraux, qui ne présentent rien d'anormal, ne sont point égaux; le droit est plus gros que le gauche.

Le troisième ventricule contient de la sérosité; la lame cornée, naissance des nerfs optiques, est molle.

Cervelet.

Le cervelet est petit; les deux substances grise et blanche sont molles; ses lames et lamelles sont peu développées et peu nombreuses; l'hémisphère gauche est plus volumineux que le droit.

Le quatrième ventricule offre une capacité d'un tiers plus grande qu'à l'état normal, et plein de liquide séreux. L'aqueduc de Sylvius, qui établit la communication entre ce quatrième ventricule et le troisième, est plus ample qu'ordinairement.

Le tissu cellulaire sous-arachnoïdien des ventricules est très-infiltré de sérosité.

Isthme de l'encéphale.

L'isthme de l'encéphale est irrégulier. La protubérance annulaire est moins volumineuse qu'elle ne devrait l'être.

Les pédoncules cérébraux conservent dans toute leur étendue une forme plane, et paraissent atrophiés.

La valvule de Vieussens est ferme et résistante.

Les tubercules quadrijumaux sont irréguliers, plus volumineux qu'à l'état sain; les antérieurs ne sont pas séparés de la couche optique. Les fibres médullaires, qui partent de la partie antérieure de ce tubercule pour concourir à la formation des nerfs optiques, sont à peine indiquées. Les tubercules postérieurs sont plus gros que les antérieurs.

Bulbe rachidien.

La gouttière basilaire, qui sert à loger le bulbe rachidien, étant à peine indiquée par suite de son horizontabilité, il s'ensuit que le bulbe rachidien a, lui-même, une direction horizontale; sa longueur est de 0,026; sa largeur, de 0,023; son épaisseur, de 0,008.

Le sillon médian de la face antérieure est très-petit.

Les pyramides antérieures forment une bande mince, étroite.

Les corps olivaires sont inégaux, volumineux, et séparent les pyramides antérieures des postérieures. Les corps restiformes sont petits.

Moelle épinière.

La dure-mère rachidienne est dense. Entre l'arachnoïde rachidienne et la pie-mère, se trouve beaucoup de sérosité. La pie-mère rachidienne est séparée de la moelle par une sérosité abondante; le corps de la moelle est aplati d'avant en arrière; les sillons médians et postérieurs sont peu profonds, beaucoup moins qu'à l'état normal, et les renflements qu'on observe dans toute son étendue sont très-peu prononcés.

Les rochers sont très-courts et minces. L'oreille interne est mal conformée; les cellules mastoïdiennes sont à peine indiquées; la caisse du tympan très-petite; la cavité du vestibule est petite, il en est de même de celle du limaçon. Les canaux demi-circulaires, très-petits, n'ont aucune communication avec le vestibule; le nerf acoustique est formé d'une substance gélatiniforme.

Origine des nerfs.

La première paire est constituée par deux rubans très-petits et minces, sans bulbe ethmoïdal, d'une consistance beaucoup plus forte qu'à l'état sain.

La deuxième paire prend son origine aux tubercules quadrijumeaux et du corps genouillé externe, contourne le pédoncule cérébral, et avec son congénère forme un chiasma très-petit, après lequel le ruban aplati, qui en est la suite, pénètre dans les trous optiques.

Les troisième, quatrième, cinquième et sixième paires sont normales, si ce n'est que le ganglion otique d'Arnold n'existe pas.

La septième paire offre une particularité remarquable : sa portion molle, ou nerf auditif, est constituée par une espèce de cylindre partant du corps rectiforme et de la face postérieure du bulbe; on ne voit pas les filets qui forment ordinairement les barbes du calamus. Dans le trajet cranin, il n'y a qu'une portion dure. Le nerf facial n'existe pas; il en est de même du nerf auditif. Ni l'un ni l'autre n'arrivent au conduit auditif interne.

Les trois nerfs qui forment la huitième paire sor-

tent par le trou déchiré postérieur, oblitéré en partie
et réduit au tiers de son calibre. Le pneumogastri-
que, avant de fournir le nerf récurrent, présente une
espèce de renflement composé d'une substance très-
molle.

La neuvième paire, ou le grand hypoglosse, naît
des éminences olivaires par trois petits filets séparés,
qui, en s'unissant, forment un ruban très-mince qui
va gagner le trou condylien.

Grand sympathique.

La portion cervicale présente trois ganglions d'un
volume faible, desquels partent seulement les ra-
meaux pharyngien et cardiaques.

Rien de remarquable à la portion thoracique.

Le plexus solaire présente une tumeur grisâtre et
très-molle, située au milieu de son trajet. Les nerfs
qui émanent des ganglions solaires sont moins résis-
tants qu'à l'état ordinaire, leur névrilemme étant moins
épais.

DEUXIÈME OBSERVATION.

Le 2 octobre 1850, est morte la nommée Marie
Piotaz, née à Montgarin, âgée de 33 ans 9 mois, affectée de crétinisme au deuxième degré.

Le père et la mère sont goîtreux. Le premier, âgé
de 59 ans, a une constitution faible, un tempérament
scrofuleux bien évident; il porte au cou de nombreu-

ses traces de cicatrices d'anciennes glandes ulcérées;
il a au coude gauche des fistules datant de plus de 20
ans et qui n'ont jamais été complétement cicatrisées.

La mère ainsi que le père sont de petite taille.
Cette femme est d'une constitution détériorée, épui-
sée, d'un tempérament lymphatique, et vieille, quoiqu'elle n'ait que 45 ans. Elle a eu sept enfants, dont
deux crétins et cinq entachés de goître, et a eu
beaucoup de peine à élever sa famille. La maladie du
père ne lui permettait pas de se livrer à un travail
soutenu; aussi la grande misère qui a toujours régné
dans cette malheureuse famille ne permettait pas
qu'elle eût une alimentation, je ne dirai pas bonne,
mais suffisante. Elle habitait une chétive maison très-
basse, très-humide, située à l'exposition du nord-
ouest. Cette maison consistait en une chambre dont
le sol, plus bas que le terrain extérieur, était très-humide, parce que les urines de trois brebis et d'une
chèvre qui cohabitait dans cette salle unique avec
toute la famille, ne trouvaient pas d'écoulements.
Cette pièce ne reçoit de jour que par la porte et une
petite ouverture de 35 centimètres carrés, fermée par
du papier huilé. La longueur de cette chambre est de
4 mètres 25 centimètres; la largeur, de 3 mètres 95
centimètres, et la hauteur, de 2 mètres. Dans un angle se remarque, à 2 mètres 70 centimètres, une ouverture pratiquée dans le mur pour donner issue à la
fumée du foyer placé en-dessous. Comme la fumée

ne sort pas toujours facilement, surtout lorsque le
vent donne de ce côté, il en résulte que l'intérieur de
la pièce est noir et enfumé. Une petite séparation en
clayonnage, placée dans un autre angle, forme la place
des brebis et de la chèvre; une mauvaise table ser-
vant de pétrin; un mauvais grabat en planches, où
l'on a placé de la fougère, sert de lit à toute la famille. Telle est la condition malheureuse dans laquelle se trouve cette triste famille.

La crétine qui nous occupe est née dans cette ma-
sure et y a toujours vécu. Sa mère m'a déclaré que ce
n'est qu'à l'âge de 3 ans qu'elle a bien reconnu que
sa fille serait une *innocente*.

Elle s'était bien aperçue qu'elle tétait difficilement;
mais comme l'enfant était très-petite et peu forte, elle
attribua cette difficulté à la faiblesse. Elle ne tétait
que lorsqu'elle lui présentait le sein. A l'âge de 18
mois, elle ne se tenait pas sur ses jambes et n'avait
que trois dents; à 3 ans, elle en avait dix, et com-
mençait à pouvoir se tenir debout lorsqu'on la soute-
nait.

Elle avait la tête volumineuse, les yeux écartés, le
nez aplati, la face large, et les lèvres grosses. Elle ne
faisait entendre que de faibles cris; elle mangeait avec
avidité, sans s'arrêter lorsqu'elle en avait assez. Ce ne
fut qu'à 5 ans qu'elle commença à marcher seule, en
s'appuyant contre les murs. Elle était d'un caractère
triste. Sans être sourde et muette, il fallait fixer son

attention fortement pour qu'elle parût impressionnée par la parole; elle ne prononça jamais que des sons faibles; son vocabulaire était fort restreint, et il fallait être habitué à l'entendre pour comprendre son langage composé de quelques mots mal articulés.

Son intelligence était très-faible; elle n'a jamais pu faire sa première communion, par suite de l'impossibilité de lui apprendre la moindre chose. Elle n'a jamais eu de raisonnement, n'a jamais pu comparer deux choses, combiner deux idées; elle reconnaissait à peine le bien du mal. Lorsqu'elle donnait à manger à un de ses petits frères, elle ne savait pas s'arrêter quand il en avait assez. Sa démarche a toujours été lente et pénible; elle traînait les pieds, les soulevait à peine de terre, et dès qu'elle rencontrait un obstacle, même très-peu saillant, elle trébuchait et tombait.

A l'âge de 20 ans, l'époque de la puberté arriva; le pénil se couvrit de poils rares, et quelques mois après, ses règles apparurent peu abondantes; elles revinrent régulièrement pendant l'été; mais pendant l'hiver, elles furent supprimées, ainsi qu'elles le sont chez la plupart des femmes des hautes vallées des Alpes. Il semble que pendant cette saison rigoureuse, alors que les femmes sont plongées dans l'inactivité la plus complète, que l'air qu'elles respirent est impur, par suite des émanations qui se dégagent dans les étables qu'elles habitent avec leur famille, la nature tient en réserve toutes ses forces vitales, que les organes sont endormis; et en cela on pourrait, jusqu'à un certain point, comparer l'espèce humaine à ces espèces animales alpines qui hivernent dans des excavations souterraines, telles que les marmottes, les ours, etc., dont les fonctions organiques, les sécrétions et les excrétions sont abolies pendant un certain temps, alors que les régions climatériques que la nature leur a assignées ne peuvent être habitées, par suite des neiges et des glaces qui recouvrent le sol.

Cette fille, à l'âge de 7 ans, a eu la rougeole, dont elle a été très-malade. Sa mère ne l'ayant pas entourée des soins qu'exige cette maladie, il lui est survenu à cette époque un abcès à la jambe gauche qui a été très-long à se cicatriser. Depuis lors jusqu'à sa fin, elle n'a plus été malade.

L'état de faiblesse du système musculaire général, la laxité des tissus, sont la cause que la marche est lente, les mouvements difficiles. Cette crétine a la démarche vacillante; elle traîne les pieds plutôt qu'elle ne les soulève; la course lui est impossible. Lorsqu'on la contrarie, qu'on la met en colère, ses traits grossiers s'animent, grimacent; elle gesticule fortement; mais lorsqu'on lui donne quelque objet qui lui fasse plaisir, elle sourit, mais d'un sourire stupide, effrayant.

A l'état de repos, elle n'éprouve que de faibles sensations.

9

L'organe du goût n'est impressionné que par des liqueurs fortes, de l'eau-de-vie de marc de raisin qu'elle aime beaucoup; et la vue, par les couleurs vives, telles que le rouge ou le jaune. Si elle éprouve quelques sensations, elles sont toutefois très-fugaces. Les idées qui se développent sont comme les sensations; elles paraissent peu nombreuses et sans suite.

Nulle comparaison appréciable d'idées ne se manifeste. Elle n'est pas capable de se former aucun jugement, même le plus simple; elle ne se souvient que des personnes qu'elle voit habituellement et qui lui font la charité; elle n'a que la mémoire des lieux habituels qu'elle voit chaque jour; elle ne présente aucune trace d'imagination, aucune aptitude.

Elle n'a pas de sentiments moraux, pas d'attachement pour ses parents ni pour les étrangers, et n'a jamais manifesté de plaisir ou de désir à la vue des hommes.

Depuis l'âge de 27 ans, elle commença à perdre ses forces peu à peu; une hémiplégie de tout le côté droit arriva, et la révolution de cette partie du corps fut complète au bout de 17 mois; la vessie et le gros intestin participèrent à cette paralysie. Peu à peu le côté gauche perdit de ses forces, et la malade s'éteignit sans agonie. Aucun traitement ne fut opposé à la marche de cette maladie, qui, jusqu'à la mort, marcha avec la plus grande lenteur.

SEPTIÈME AUTOPSIE.

Cette crétine, morte le 22 décembre 1850, âgée de 33 ans, a été affectée de crétinisme au deuxième degré. Sa taille est de 1 mètre 116 centimètres; la mensuration de la tête donne, pour la grande circonférence, 0,519; courbe longitudinale, 0,351; courbe transversale, 0,248; diamètre antéro-postérieur, 0,176; diamètre transversal, 0,151.

Tête volumineuse, front court, cheveux descendant très-bas sur les régions frontale et occipitale, rudes, courts, de couleur châtain, exhalant une odeur fétide; le cuir chevelu recouvert d'une couche épaisse de crasse; des poux en quantité.

Les tempes sont planes; les arcades sourcilières peu prononcées et recouvertes de sourcils épais et rudes. Le nez est gros, court, épais à sa partie lobulaire; les narines sont fortement écartées; les lèvres épaisses, volumineuses symétriques; la langue grosse; la bouche très-grande; le menton carré; les yeux très-écartés; les zygomas très-prononcés; la peau des joues présente des rides nombreuses; elle est de couleur jaune, terreuse et très-lâche.

Les maxillaires sont larges; les dents sont mal implantées, inégales, noires, recouvertes d'une couche épaisse de tartre; les gencives sont décolorées, peu adhérentes au collet des dents; la voûte palatine est très-concave derrière les dents et plate en arrière; la luette est longue, ainsi que le voile du palais ; la langue, épaisse, est recouverte d'un enduit visqueux qui est très-adhérent.

Les oreilles sont plates, l'hélix, l'anthélix, le tragus, la conque, le lobule, sont à peine indiqués.

Le larynx est comprimé en arrière par un goître volumineux, épais, de consistance très-dense.

Le cou est court, épais, fortement ridé.

La poitrine est aplatie d'avant en arrière ; les clavicules peu saillantes.

L'abdomen est volumineux, pendant ; la région épigastrique soulevée ; le pénil recouvert de quelques poils peu longs ; les grandes lèvres pendantes ; la membrane hymen intacte.

Les bras sont longs, minces, la main large, calleuse ; les membres inférieurs, moins longs que les supérieurs, ne sont pas en proportion avec le thorax qui est long ; les pieds sont larges, plats ; les articulations larges ; les malléoles grosses ; les ongles des doigts et des pieds sont rugueux et mal conformés.

L'abdomen étant ouvert, les intestins présentent un volume anormal ; le jejunum, l'iléon, ont la dimension des gros intestins d'un individu bien constitué ; ils sont, ainsi que le colon, remplis d'aliments et de matières fécales, car, jusqu'à sa mort, la malade a continué de manger. L'estomac lui-même offre une énorme capacité. Rien d'anormal dans la muqueuse ; les ganglions mésentériques sont le siége d'un léger engorgement; la matrice est petite; la vessie, bien conformée, occupe la cavité hypogastrique; le bassin est étroit et offre les caractères de celui d'un homme.

La rate et le pancréas sont très-gros; le foie peu volumineux et très-coloré en jaune; il est friable; la vésicule est remplie de bile très-fluide.

Les poumons sont petits mais sains; les plèvres renferment un peu de sérosité.

Le cœur est petit; ses parois sont minces; les ventricules et les oreillettes contiennent de petits caillots peu consistants, nageant dans de la sérosité. Il en est de même pour les gros trous sanguins, artériels ou veineux.

La cavité du larynx est petite, déprimée d'avant en arrière par l'effet de la compression déterminée par le goître; les ventricules de cet organe et les cordes vocales sont minces et peu prononcées; le goître présente une tumeur dure, composée d'un tissu adipeux résistant. Lorsqu'on la comprime entre les doigts, il en sort un peu de liquide visqueux de couleur jaunâtre.

Les os du crâne sont peu épais et privés en différents points de diploé; mais à côté de ces amincissements, on voit des parties osseuses très-épaisses qui rétrécissent les passages des vaisseaux et des nerfs. C'est ainsi que chez ce sujet les trous déchirés postérieurs sont très-petits, ainsi que les trous carotidiens.

La dure-mère est peu résistante ; ses sinus sont remplis de caillots sanguins, nageant dans une quantité assez notable de sérosité.

L'arachnoïde est saine, quoique contenant de la sérosité.

Il en est de même de la pie-mère, qui est cependant un peu injectée.

Les circonvolutions et les anfractuosités sont en petit nombre et peu prononcées.

La substance corticale est développée en excès aux dépens de la médullaire.

Les hémisphères sont inégaux ; le droit plus volumineux que le gauche ; la scissure médiane peu profonde ; le ventricule droit est plus large que le gauche ; tous les deux sont énormément élargis au préjudice de la masse cérébrale comprimée.

Les corps striés sont normaux.

Les couches optiques le sont également.

Le septum lucidum renferme des hydatides.

La cavité digitale est fortement dilatée par la sérosité renfermée dans le ventricule ; le ventricule moyen est petit ; il renferme un petit caillot sanguin.

La glande pinéale est saine ; elle contient un peu de sérosité, mais point de concrétions.

Le corps calleux est dense, large ; la scissure de Sylvius est à peu près normale, et l'artère qu'elle renferme est assez volumineuse.

Le tuber cinéreum est petit ; l'hypophyse est un peu plus volumineuse.

Les pédoncules cérébraux sont très-petits, mal indiqués ; les tubercules mamillaires sont plus gros et d'une égale grosseur ; ils sont très-mous.

Le troisième ventricule est plein de sérosité.

La bandelette des nerfs optiques est dense ; les corps genouillés sont volumineux.

La bandelette n'a pas cette couleur blanchâtre qui lui est propre ; la coloration est d'un gris assez marqué.

Cervelet.

Le cervelet est symétrique ; sa densité plus considérable qu'à l'état normal.

Les lames et les lamelles sont assez bien conformées, quoique moins nombreuses.

Le quatrième ventricule est normal ; il contient un peu de sérosité ; l'acqueduc de Sylvius est plus petit qu'ordinairement.

L'arbre de vie du lobe médian est formé par un noyau de substance grisâtre renfermant une tumeur très-dure, ayant la forme d'un ovoïde, composée d'une substance blanche.

Les pédoncules cérébelleux ne sont pas très-distincts ; les supérieurs ne peuvent pas se suivre jusqu'aux tubercules quadrijumeaux.

La communication du cervelet et de la moelle, qui se fait ordinairement par l'intermédiaire des corps rectiformes ou pédoncules inférieurs, ne peut pas être suivie dans toute son étendue.

Isthme de l'encéphale.

La protubérance annulaire est normale; les pédoncules cérébraux sont réguliers.

Les tubercules quadrijumeaux sont bien séparés de la couche optique; ils sont volumineux, mais égaux; le tubercule antérieur est séparé de la couche optique par une espèce de bande grisâtre assez molle.

Bulbe rachidien.

Le bulbe rachidien suit une direction presque horizontale, position qui lui est donnée par la gouttière basilaire.

Les corps olivaires sont d'un égal volume.

Rien de remarquable dans les autres parties.

Moelle épinière.

La moelle épinière est dense, mais plus aplatie. Entre la dure-mère et l'arachnoïde, il y a une notable quantité de sérosité épanchée; les sillons antérieurs et postérieurs sont mal indiqués, peu profonds; les renflements de la moelle sont très-petits.

L'oreille interne est assez bien conformée, quoique le rocher soit petit.

La caisse du tympan est petite; sa membrane est épaisse, et les osselets réguliers; la cavité du limaçon est normale; le nerf acoustique est plus dense qu'à l'état normal.

Origine des nerfs.

Les nerfs olfactifs forment deux rubans d'un volume à peine de moitié de l'état régulier, et ne présentent pas ce renflement ou espèce de ganglion que l'on observe chez les individus bien conformés, d'où partent les filets qui vont se distribuer à la membrane pituitaire, et qui sont en moins grand nombre chez ce sujet.

Les nerfs optiques ne présentent rien de particulier, si ce n'est qu'ils sont un peu plus petits.

Les troisième et quatrième paires sont régulières.

La cinquième paire ne présente pas de racine ganglionnaire; la grosse et la petite racine ne se composent pas de filets distincts, mais d'une espèce de bandelette blanchâtre, qui naît de la protubérance par un petit renflement d'origine.

La sixième paire est normale.

La septième est régulière.

La huitième paire présente les phénomènes suivants :

Le pneumo-gastrique et le glosso-pharyngien ont, avec les nerfs auditifs, une origine commune; ils partent des corps restiformes; à leur origine, et dans une petite étendue de leur trajet, ils ne sont point distincts; le nerf spinal est régulier.

La neuvième paire, ou le grand hypoglosse, ne présente rien d'anormal.

N'ayant pas fait l'ouverture du thorax et de l'abdomen avec précaution, l'étude du grand sympathique
est impossible.

TROISIÈME OBSERVATION.

Le nommé Pierre Charoz, âgé de 22 ans, né à
Freydon, a été depuis sa naissance entaché de crétinisme, quoique à un faible degré. Le père, âgé de 48
ans, jouit d'une bonne santé; il est grand, bien fait,
sauf un goître peu volumineux qu'il porte au côté
gauche du cou. La mère, d'un tempérament lymphatique, d'une petite taille, a eu cinq enfants: deux sont
goîtreux, et celui qui nous occupe est entaché de goître et de crétinisme.

Ce crétin n'a présenté des signes certains de son
infirmité qu'à l'âge de 6 ans. Jusque-là, la santé avait
été bonne; il avait bien eu un peu de difficulté à té-
ter; ses premières dents sont venues très-tard, à qua-
torze mois; à 2 ans, il en avait seize; elles sont
assez bien plantées et d'un beau blanc. Il a eu de fortes convulsions à l'âge de 5 ans, et c'est à cette maladie que sa mère attribue le crétinisme. Il avait bien,
dit-elle, la tête grosse, les lèvres épaisses, le nez gros,
court, les yeux écartés; mais il souriait, il était sensible aux caresses et avait marché de bonne heure.

Lorsqu'il fut pris de convulsions, il perdit ses forces et fut alité pendant trois semaines. Aucun méde-
cin ne fut appelé, et la maladie, livrée à elle-même,

fut nécessairement plus intense et plus grave que si elle avait été combattue. Sans doute qu'alors le cerveau fut fortement attaqué, et que les lésions qui en furent la conséquence contribuèrent à augmenter le développement du crétinisme. Il devint un peu sourd, et la prononciation plus difficile.

Sa démarche est lente, mais mieux assurée que chez les autres crétins; les traits du visage sont plus ouverts et plus mobiles. Il parle un peu et manifeste des sentiments affectifs pour ses parents, ses sœurs; il est moins glouton que les autres, et discerne les bonnes des mauvaises choses; il est capable de quelque attention; sa physionomie est empreinte de cet air de stupidité caractéristique du crétinisme. Le sommeil est profond, la respiration lente.

Il est paresseux, et le matin, pour le faire lever, il faut le stimuler; il fait plusieurs repas par jour de bon appétit; il est employé à la garde des bestiaux, tâche dont il s'occupe assez bien; il affectionne beaucoup ses brebis; quand il voit que le temps menace de la pluie, il fait rentrer son troupeau à l'étable.

La maison qu'il habite, située sur le versant oriental d'une montagne élevée, loin de tous marais, est assez saine. Ses parents sont dans l'aisance. La nourriture est saine et abondante. L'eau qui sert à la boisson de la famille provient d'une source vive dont l'analyse m'a donné la composition.

Carbonate de chaux.	0,452
Sulfate de chaux.	0,010
Chlorure de calcium.	0,035
Chlorure de magnésium. . . .	0,007
Matières organiques.	traces
Iode.	pas de traces
Total.	0,504

La tête est grosse ; le front court; les tempes plates; les bosses occipitales grosses; les arcades sourcilières très-développées, couvertes de sourcils épais très-fins; les yeux petits, très-écartés ; le nez court et gros; les pommettes saillantes ; les dents assez belles ; les cheveux courts et fins, huileux; les lèvres un peu épaisses, symétriques; la face plate et large; le sourire hébété.

Vers l'âge de 17 ans, le pénil s'est recouvert de poils fins; les testicules sont devenus plus gros; la verge, assez bien conformée, entre facilement en érection, et ce garçon se masturbe quelquefois. A cette époque, son intelligence a paru se réveiller, ses forces ont augmenté, sa démarche est devenue mieux assurée. Une véritable révolution s'est opérée dans son organisme; ses sentiments affectifs sont devenus plus prononcés ; il est devenu susceptible de plus d'attention. Malgré cela, on n'a jamais pu lui apprendre à lire ni à rien retenir dans sa mémoire, qui est restée rebelle à tous les efforts tentés pour la réveiller. Les idées qui se développent sont conformes aux sensations ; elles sont peu nombreuses et sans suite. Nulle comparaison appréciable d'idées ne se montre; il ne peut se faire aucun jugement des choses; il se rappelle des personnes qui lui témoignent de l'intérêt; il n'a aucune trace d'imagination; il a quelques sentiments moraux, de l'attachement pour ses parents, et recherche la société des femmes, auprès desquelles il est parfois assez hardi; elles paraissent quelquefois l'écouter; mais à la fin elles se moquent de lui; il plaisante et ne se fâche pas souvent; il aime beaucoup l'eau-de-vie; il témoigne sa joie par un rire bruyant accompagné de gestes nombreux.

Lorsqu'il a pris sa nourriture, il reste pendant quelque temps accroupi, ou bien, si c'est en été, il va se coucher sur l'herbe. Dans ce moment, ses facultés sont comme anéanties, et il ne sort de cet état d'assoupissement que lorsque la digestion est bien commencée.

Le 21 novembre 1849, ce crétin fut pris d'une pleurésie aiguë, après avoir descendu de la montagne un fagot de bois. Cette maladie détermina la mort au bout de sept jours.

Huitième autopsie.

Il est âgé de 22 ans 3 mois. Le corps ne présente ni maigreur ni œdème; la taille est de 1 mètre 442; la tête, volumineuse, offre les dimensions suivantes : Grande circonférence, 0,530; courbe longitudinale, 0,342; courbe transversale, 0,272; diamètre antéropostérieur, 0,181; diamètre transversal, 0,152.

La face est plate, les pommettes sont saillantes ; les joues pendantes ; les lèvres grosses et symétriques ; le menton plat ; le nez est gros et court ; les yeux écartés.

L'iris est de couleur gris-clair.

La langue est épaisse, enduite d'une couche visqueuse, sous laquelle les cryptes muqueux paraissent très-développés.

La voûte palatine est plate, large ; le voile du palais court, ainsi que la luette.

Les amygdales sont volumineuses.

Les oreilles sont écartées ; le conduit est court et large. L'hélix n'existe pas. Au-devant du larynx, on voit un petit goître très-mobile et mou.

Le cou est court, épais ; les bras sont longs, assez bien musclés ; les mains sont larges, carrées ; les doigts courts, gros, et la peau est calleuse.

Le thorax est aplati d'avant en arrière ; les côtes suivant la même direction ; les clavicules sont plus droites qu'elles ne le sont ordinairement.

L'abdomen est plus gros que d'habitude, sans tomber par trop.

Les organes génitaux sont assez bien développés ; les corps caverneux sont normaux ; le prépuce laisse le gland à découvert.

Les membres pelviens sont proportionnels à la partie supérieure du corps ; ils sont assez bien musclés, mais les pieds sont plats et larges.

L'abdomen, étant ouvert, laisse voir une masse intestinale qui paraît à l'état normal, quoiqu'il y ait cependant un peu plus d'ampleur dans le diamètre des intestins.

Les glandes mésentériques ne sont pas engorgées.

Les testicules et les parties sexuelles sont normaux.

Les vaisseaux hypogastriques sont remplis de sang noir.

Le foie est volumineux, friable. Le pancréas est très-gros. Il en est de même de la rate, dont le tissu est très-mou, se laissant facilement déchirer.

La poitrine, étant ouverte avec précaution, laisse voir la plèvre droite très-rouge, de la sérosité épanchée dans sa cavité, et même quelques fausses membranes. La partie du poumon en contact avec la plèvre participe aussi à l'inflammation.

Le poumon gauche est sain; la plèvre aussi.

Le cœur est gros; les parois en sont minces; le péricarde contient de la sérosité en quantité notable; les cavités du cœur et les gros troncs renferment des caillots et un peu de sérum.

Le larynx est sain et ne présente rien d'anormal.

Le goître est petit, composé d'un tissu celluleux plein de sérosité.

Les os du crâne sont très-épais.

La dure-mère a de nombreuses adhérences avec la table interne des os de la voûte; ses sinus renferment du sang encore liquide.

L'arachnoïde est dense; la pie-mère est un peu in-jectée. Entre ces deux membranes, il y a de la séro-sité en petite quantité. Le cerveau est un peu plus ferme que d'habitude. Les circonvolutions et les an-fractuosités sont en nombre un peu moindre, mais bien développées.

Les hémisphères sont symétriques; la scissure mé-diane est profonde; la masse cérébrale est cependant plus petite que ne l'indique le volume apparent de la tête; cela tient à l'épaisseur osseuse.

Les corps striés sont petits; il en est de même des couches optiques.

Les ventricules sont plus grands qu'à l'état normal, et contiennent de petits caillots et de la sérosité.

La glande pinéale est grosse, dense, et contient des concrétions.

Les pédoncules cérébraux sont bien indiqués. Les tubercules mamillaires sont réguliers, mais formés de substance molle.

Le troisième ventricule contient aussi un liquide séreux.

Les corps genouillés, la bandelette optique, sont sains.

Cervelet.

Le cervelet est petit, irrégulier, mou; le côté droit plus gros que le gauche; les lames et les lamelles sont bien dessinées.

Les deux substances sont molles. Le quatrième ventricule est plein de sérosité.

Les plexus choroïdiens se terminent par une surface beaucoup moins large qu'à l'état normal. Les lamelles du nerf pneumo-gastrique n'existent pas. L'acqueduc de Sylvius est petit, à peine indiqué.

Les corps ciliaires sont très-développés.

Isthme encéphalique.

La protubérance annulaire est aplatie; les pédoncules cérébraux sont formés de deux colonnes blanches plus petites qu'ordinairement et très-aplaties.

Les tubercules quadrijumeaux sont réguliers; les éminences *nates* et *testes* sont normales.

Bulbe rachidien.

Le bulbe rachidien est assez régulier, et suit une direction à peu près normale, la gouttière basilaire étant moins horizontale qu'elle ne l'est chez les crétins.

Les pyramides antérieures sont saines; les éminences olivaires sont plus petites qu'elles ne devraient l'être.

Le calamus scriptorius est difficile à trouver, tellement il est peu développé. Les processus cerebelli sont minces et peu marqués.

Moelle épinière.

La moelle est assez bien développée; ses membranes contiennent de la sérosité de couleur rosée. Les sillons de la moelle sont réguliers.

Les nerfs qui prennent racine dans son étendue ne présentent rien d'anormal.

Il existe des os wormiens dans la suture lambdoïde.

Origine des nerfs.

Les nerfs n'offrent rien de particulier dans leur origine, si ce n'est qu'ils sont en général plus petits.

Les trous déchirés postérieurs sont oblitérés et remplacés par deux canaux osseux situés plus inférieurement.

Rien de remarquable dans le grand sympathique, si ce n'est que dans tout leur ensemble les ganglions qui le constituent sont d'une limite plus grande qu'ils ne sont ordinairement.

QUATRIÈME OBSERVATION.

Cette observation présente un grand intérêt, puisqu'elle est recueillie sur un enfant de deux mois et demi, venu au monde avec tous les signes les plus certains du crétinisme et du goître.

Les père et mère de cet enfant sont deux malheureux habitant un hameau éloigné, placé dans la gorge très-profonde de Fourby, Savoie, sur le bord d'un torrent impétueux dont les eaux sont divisées en canaux nombreux. Jusqu'aux différents artifices qu'elles font mouvoir, les eaux sont maintenues dans de grands conduits en bois, soutenus en l'air par des pieux élevés. Les bois de ces canaux, mal joints ou détériorés par le temps, laissent tomber, sous forme de pluie continuelle, de l'eau d'une hauteur de plusieurs mètres, qui entretient dans cette gorge, qui n'a pas 50 mètres de largeur, et dont les bords à pics ont plus de 100 mètres d'élévation, une atmosphère d'une humidité incroyable. Cette gorge, située de l'est à l'ouest, suit des directions tellement sinueuses, que les rayons solaires n'y pénètrent que pendant une heure ou deux au plus. Les flancs de ces ravins sont couverts d'arbres qui y entretiennent l'humidité.

La maison de ces deux malheureux est adossée au rocher sur toute sa face postérieure, et en avant elle n'est séparée du torrent que par une espèce de terrasse de deux mètres d'élévation. L'intérieur consiste en une seule chambre basse tellement humide, qu'ils ont renoncé à entretenir en bon état les planches du sol, qui pourrissaient si rapidement, que chaque année il fallait les renouveler. Ils ont remplacé ces planches par des dalles en ardoises grossières, constamment saturées d'humidité. Un poêle en fonte, pendant huit mois de l'année, sert à réchauffer cette pièce. L'humidité y est donc aussi forte en hiver qu'en été; aussi il est difficile de se faire un tableau de l'aspect chétif de cette famille goîtreuse, composée d'individus rabougris, au teint pâle, terreux et étiolé. Le père atteint à peine la taille de 1 mètre 50 centimètres; la mère est plus petite encore. Tous les deux sont goîtreux; ils ont trois enfants, dont un, garçon rachitique, a la jambe gauche fortement courbée, les articulations volumineuses, et, de plus, une tumeur blanche à l'articulation cubito-humérale avec quatre fistules. Cet enfant, âgé de 8 ans, a un goître.

Le second enfant est une fille de 5 ans, goîtreuse et scrofuleuse, ayant de nombreuses ulcérations sur le trajet des glandes du cou, et une conjonctivité chronique qui l'oblige à fuir le jour et à rester dans la partie la plus obscure de la chambre.

Le troisième enfant, qui fait le sujet de cette observation, est un petit garçon âgé de deux mois huit jours, venu au monde avec tous les caractères du crétinisme le plus complet, et présentant dès la naissance un développement tellement prononcé, que sa mère a eu toutes les peines pour l'allaiter, ou mieux pour le faire vivre jusqu'à ce jour, en lui faisant boire du lait de chèvre, dont son estomac ne pouvait conserver qu'une très-faible quantité, le reste étant rejeté.

NEUVIÈME AUTOPSIE.

La taille de cet enfant est de 0,391; la grande circonférence de la tête est de 0,213; courbe longitudinale, 0,132; courbe transversale, 0,121; diamètre antéro-postérieur, 0,072; diamètre transversal, 0,061.

Le corps est infiltré, pâle; les tissus sont mous.

L'ossification générale des os 'est incomplète; les intestins sont petits; les parties sexuelles peu prononcées; les testicules sont placés dans l'anneau inguinal.

Le foie, la rate, le pancréas et l'estomac ne présentent rien de remarquable. Les poumons sont sains; le cœur est petit; il contient, ainsi que tous les vaisseaux sanguins, quelques rares caillots et beaucoup de sérosité.

La tête est petite; le nez gros, court, écrasé, très-large à sa racine et à son extrémité; les yeux sont très-écartés; les paupières sont infiltrées; les arcades zygomatiques saillantes; les lèvres grosses; la langue très-épaisse, courte; le menton aplati; les maxillaires ne présentent encore que quelques points ossifiés.

Les os du crâne sont presque privés de diploé et animés au point de devenir transparents en plusieurs endroits. Les apophyses osseuses du crâne sont à peine indiquées.

La dure-mère est molle. L'arachnoïde et la pie-mère sont baignées dans la sérosité.

Le cerveau est très-petit et très-mou; la substance cervicale est développée en excès au-dessus de la médullaire.

Les grands hémisphères sont surtout altérés dans

leurs lobes postérieurs, qui ne recouvrent qu'imparfaitement le cervelet.

Les ventricules sont pleins de sérosité et d'une capacité double. Le ventricule latéral droit est cependant plus large que le gauche. Tous les deux sont élargis au préjudice de la masse cérébrale comprimée.

La corne antérieure de chaque ventricule s'étend fort loin en avant; la corne opposée parcourt également tout le lobe postérieur, ne s'arrêtant qu'à son extrémité.

Les couches optiques sont plates et peu développées; les corps striés, à peine formés, ne présentent aucune saillie.

Le ventricule moyen est large, plein de liquide; la glande pinéale est petite; le corps calleux très-mou; l'artère qui parcourt la scissure de Sylvius très-petite; les éminences mamillaires sont à peine formées.

Le cervelet est petit, très-mou; ses lames et lamelles ne sont pas mieux développées que les circonvolutions et les anfractuosités du cerveau.

Le quatrième ventricule est très-petit et plein de sérosité. Les parties qui avoisinent cette sérosité sont ramollies. La même remarque s'étend aux parties du cerveau, qui sont en contact avec ses ventricules. Il y a évidemment un état de ramollissement.

Les corps ciliaires renferment une espèce de cavité ou ventricule.

La protubérance annulaire est ramollie; l'isthme a une conformation anormale; les tubercules quadrijumeaux présentent une grosseur normale, ainsi que la valvule de Vieussens.

Les corps genouillés sont très-développés.

La moelle allongée présente des pyramides et des corps olivaires très-gros, non symétriques; la direction de la moelle allongée est horizontale.

La moelle épinière est atrophiée, réduite à un ruban étroit, sans sillons; elle est baignée dans de la sérosité abondante. Tous les nerfs qui y prennent leur origine sont très-petits et comme atrophiés.

L'origine des nerfs présente les lésions ou anomalies suivantes :

La première paire est formée par des filets nerveux très-ténus, sans trace du renflement éthmoïdal.

La deuxième paire part seulement des corps genouillés, et forme un chiasma petit, terminé par un ruban mince, qui s'arrondit un peu avant de traverser dans les trous optiques.

Les troisième, quatrième et cinquième paires ne présentent rien d'anormal.

Le nerf auditif de la troisième paire est atrophié.

Le nerf récurrent fourni par la huitième paire est atrophié.

Le pneumo-gastrique est réduit à un état de limite excessive, par suite de l'étroitesse du trou déchiré postérieur, qui est oblitéré dans une bonne moitié de son diamètre.

Le grand hypoglosse, à sa sortie du trou condylien, présente une espèce de ganglion formé d'une
substance très-molle. L'anastomose du grand hypoglosse et du pneumo-gastrique n'existe pas.

Le grand sympathique offre les particularités suivantes :

La portion cervicale n'est constituée que par deux
ganglions : l'un supérieur et l'autre moyen. Le supérieur, très-petit, de forme irrégulière, est placé au-
devant de la quatrième vertèbre, et fournit les ra-
meaux qui vont au pharynx et au larynx.

Le ganglion moyen se trouve au niveau de la septième vertébrale; il fournit les nerfs cardiaques.

La portion thoracique est formée par des ganglions
très-petits et tous du même volume. Le nerf splanch-
nique, le plexus solaire, le plexus lombaire et autres
ne présentent rien de remarquable.

Je n'ajouterai rien de plus à ce que j'ai déjà dit
dans mon premier volume, dans le résumé de mes
recherches anatomiques et de celles des différents auteurs qui ont écrit sur ce sujet.

Ces quatre observations nouvelles, recueillies avec
le plus grand soin, confirment ce que j'ai avancé,
c'est-à-dire que plus l'intensité du crétinisme est
grande, plus les lésions sont nombreuses, et que la
présence presque toujours constante d'une quantité
très-notable de sérosité dans les centres nerveux, doit
nécessairement établir une compression permanente

qui détermine l'obtusion des sens et des facultés, un véritable engourdissement de tout l'organisme, et qui vient à l'appui de ce qu'a avancé le savant observateur, M. Ferrus, qui considère le crétinisme comme une véritable hydrocéphalie.

Mes observations sont parfaitement en harmonie avec celles de M. Sthal, qui dit que « des exsudations hydropiques dans la voûte crânienne se trouvent presque constamment unies aux anomalies que nous venons d'énumérer; elles entourent tout le sensorium et remplissent les ventricules. »

Cet habile observateur affirme également que beaucoup d'enfants crétins meurent d'épanchements hydropiques dans le cerveau.

La marche du crétinisme livré à lui-même démontre clairement que, chez les crétins affectés au plus haut degré, les épanchements séreux augmentent sans cesse, finissent par ramollir les parties du cerveau qu'ils baignent, et que, chez la plupart de ces malheureux, la mort n'arrive souvent que lorsque tout leur corps est complétement infiltré. D'ailleurs, les autopsies qu'il m'a été permis de faire démontrent avec évidence que plus le crétinisme est prononcé, plus on trouve de sérosité épanchée, et que ce liquide amène peu à peu le ramollissement des parties imprégnées de sérosité, ainsi que j'ai pu le constater plusieurs fois.

Le crétinisme est donc le résultat de la dégénérescence de tout l'organisme, qui se développe incomplétement et irrégulièrement.

La compression du cerveau, de la moelle, occasionnée par les épanchements hydropiques, explique très-bien les grands phénomènes de cette infirmité, l'état de prostration complète, de résolution de tous les sens, et plus tard l'anéantissement des fonctions, lorsque l'épanchement séreux est arrivé au point où j'ai pu le constater chez quelques sujets.

Les autopsies que j'ai faites m'ont appris que très-souvent il existait aussi des vices de conformation et des arrêts de développement du cerveau.

Ces faits démontrent que les lésions pathologiques que l'on observe dans le crétinisme sont de deux sortes, les unes dues à la présence d'un liquide séreux, et les autres à un arrêt de développement des centres nerveux.

Le problème à résoudre dans cette haute question du goître et du crétinisme repose sur quelques points qu'il est nécessaire de préciser.

1° *Les causes.* — C'est là où se présentent les plus grandes difficultés et le point sur lequel on est le moins d'accord. Quelques auteurs pensent que ces deux maladies sont héréditaires, qu'elles sont un vice de race, et qu'elles se transmettent avec le sang d'une génération à l'autre. D'autres les attribuent à la mi-

sère, à la mauvaise alimentation, à une humidité excessive, à la stagnation de l'air, à l'ivrognerie, aux
eaux potables, etc. Je ne partage ni l'opinion de
M. Grange, qui les attribue à la présence de la magnésie dans les eaux et les aliments, ni à celle de M. Bouchardat, qui en croit reconnaître la cause dans le sulfate de chaux que contiennent certaines eaux. Je crois
que l'opinion de M. Chatin exerce une influence plus
puissante, parce qu'elle s'appuie sur des faits positifs
bien constatés, et dont j'ai pu vérifier l'exactitude
dans les vallées des Alpes françaises.

Il est certain que l'iode est le principe médicamenteux le plus actif que l'on connaisse contre l'engorgement de la glande thyroïde, et celui dont l'efficacité
soit bien constatée par des expériences nombreuses,
même lorsqu'il est employé à doses très-minimes.
Par conséquent, son absence absolue dans les eaux,
dans les aliments dont fait usage une population entière d'un hameau, d'un village, et même d'une vallée, doit exercer une influence bien évidente et capable de contribuer au développement du goître. Sa
présence dans les eaux potables, dans l'air atmosphérique que respire toute une population, dans les substances alimentaires, doit nécessairement contribuer,
ainsi que le prouvent certains faits que j'ai cités, à
contre-balancer et même à neutraliser les influences
fâcheuses des causes anti-hygiéniques au milieu desquelles se trouvent plongés tous les habitants d'une

vallée. Certes, on ne peut nier l'influence des nombreuses causes que j'ai décrites dans le premier volume de cet ouvrage, et je ne puis partager l'opinion de M. Bouchardat, qui a rejeté sans raisons suffisantes les influences atmosphériques, les questions d'insolation, de configuration, de direction des vallées, d'électricité et d'insalubrité des habitations.

En parlant des améliorations obtenues dans la Maurienne par le percement d'une route de premier ordre, il explique ces avantages en ce que cette route, facilitant les communications, a amené beaucoup d'habitants nouveaux, a pu changer et modifier les conditions fondamentales de la nutrition, donner au commerce la facilité d'importer des aliments usuels, céréales, vins, animaux, plantes et condiments renfermant des principes qui s'opposent à l'effet nuisible des eaux potables; mais les avantages obtenus doivent être également attribués au commerce introduit, à l'extinction de certains préjugés.

La diminution du nombre des goîtreux et des crétins que j'ai signalée à Allevard depuis que certains quartiers ont été entièrement reconstruits, que les vieilles murailles d'enceinte ont été renversées, qu'un vaste établissement thermal a été construit, qu'une belle usine a été créée, sans que la population de ce bourg ait été renouvelée, ou, du moins, qu'il soit arrivé de nouveaux habitants étrangers, sans qu'aucune importation d'aliments étrangers à la localité n'ait eu

lieu, prouve évidemment que les modifications locales, morales et hygiéniques sont appelées à exercer
directement une influence heureuse sur ces maladies.

La même amélioration signalée à Allevard doit être
étendue à l'importante commune de Pontcharra, située, dans la vallée de l'Isère, au point où finit la
gorge parcourue par le torrent du Bréda.

Ces deux centres de population se trouvent dans
les mêmes conditions climatériques et géologiques.
L'air atmosphérique que l'on y respire, les eaux que
l'on y boit, sont les mêmes que celles dont on y a toujours fait usage. L'iode ne se trouve ni dans l'air ni
dans les eaux; il n'y a qu'une chose de changée, ce
sont les habitations qui ont été reconstruites, qui sont
mieux exposées, plus saines, moins humides et moins
malpropres. Le manque d'iode dans l'air et dans les
eaux n'est donc pas la cause unique du goître et du
crétinisme dans ces deux centres, puisque le goître
et le crétinisme ont diminué sans modification dans
la nature du sol et des eaux, et par le seul fait des
améliorations générales apportées tant dans la salubrité des lieux, que dans le mouvement industriel et
civilisateur qui en a été la suite.

Quoi qu'il en soit, quand on réfléchit au fait de
préservation rapporté par M. Boussingault, par l'emploi des sels iodifères, quand on pense que la proportion si faible d'iode, contenue dans un gramme de
poudre d'éponge, suffit pour faire diminuer le goître;

quand on continue pendant très-longtemps l'administration de cette poudre, on ne saurait s'empêcher
d'attribuer une influence considérable à la présence
ou à l'absence d'une très-faible proportion d'iode existant dans une eau qu'on emploie à tous les usages.

Ce qui vient encore à l'appui de ce que j'ai dit sur
l'heureuse influence des meilleures habitudes hygiéniques, c'est le fait suivant :

La vallée de Magenfeld, où s'offrent les conditions
locales et atmosphériques les plus désastreuses, a permis de constater, sous l'influence des mêmes moyens,
des modifications analogues.

Le docteur Clivaz a fait remarquer que le village
de Battiaz, tristement célèbre autrefois par les rava-
ges du crétinisme, ne compte plus aucun crétin aujourd'hui, bien que la population soit triplée. Ce
changement a coïncidé très-exactement avec la disparition de terres incultes, couvertes de bois, et qui
se prolongeaient jusqu'aux maisons du village; le sol,
défriché de nos jours, est couvert d'abondantes mois-
sons; des habitations bien construites et bien aérées
ont pris la place de cabanes où la lumière pénétrait à
peine, et dont les fenêtres ne s'ouvraient jamais.

L'existence d'une cause unique est inadmissible;
trop de faits viennent la combattre et s'y opposent.

Rechercher la cause première, la cause prochaine,
la cause essentielle des maladies, suivant l'expression
même de M. Bouchardat, est sans doute une tentation

fort louable; c'est le but auquel je tends; mais, comme je l'ai dit, il ne faut pas oublier que presque toujours les causes sont multiples, et qu'alors même qu'on a saisi, ainsi que le dit M. Ferrus, avec une certaine précision, la cause déterminante des maladies accidentelles, il reste encore à apprécier les conditions individuelles qui ont pu en favoriser l'action. Il faut se souvenir que nous n'avons jamais pu découvrir la cause qui décide la formation des tubercules, du cancer, de la scrofule et du rachitisme ; que c'est par de très-rares exceptions qu'on a pu déterminer la cause alimentant la durée d'une affection endémique, et que, quand cette découverte heureuse s'est accomplie, c'est dans les dispositions locales, en tant, surtout, qu'elles pouvaient vicier l'atmosphère, qu'elle a été trouvée; qu'enfin les maladies épidémiques puisent d'une manière constante dans les courants atmosphériques et dans certaines modifications de l'air, dont la nature est inconnue, et que je m'efforce en ce moment de rechercher, et dont l'action est incontestable, leur propagation rapide, ainsi que leur mode de transmission.

2° *Les phénomènes pathologiques et la nature anatomique du crétinisme.* — Je ne reviendrai pas sur les développements anatomiques et pathologiques que j'ai déjà si longuement décrits, je ne parlerai que des diverses opinions des auteurs, et principalement de celle que M. Baillarger vient d'émettre dans un savant mémoire dont il vient de faire lecture à l'Académie des sciences.

D'après ce savant observateur, le crétinisme doit être défini ainsi : Le développement incomplet, irrégulier, et le plus souvent très-lent de l'organisme.

Au lieu de s'attacher à constater la conformation plus ou moins vicieuse du corps, la difformité des traits, la forme et le volume de la tête, M. Baillarger a recherché avec soin tout ce qui avait trait au développement des organes et des fonctions, et en particulier à la dentition et à la puberté.

« La persistance, dit cet auteur, de la première dentition jusqu'à 18 et même 24 ans, l'absence, à cet âge, de tout signe de puberté ; la conformation du corps, qui reste celle de très-jeunes enfants ; le poids du corps qui, à 18 et 24 ans, ne dépasse pas 40 livres, tels sont les faits que j'ai constatés chez quelques sujets qui peuvent servir de types pour caractériser le crétinisme. »

Ces faits sont vrais, si l'on n'examine que des crétins affectés au plus haut degré ; mais ils cessent de l'être chez les autres crétins dont l'infirmité est moins prononcée. D'ailleurs, le crétinisme au dernier degré est de beaucoup le plus rare, et il y a une infinité de pays où on cesse de le rencontrer, malgré la persistance du semi-crétinisme.

La dentition se fait d'autant plus régulièrement, que le crétinisme est moins prononcé, et j'ai vu un grand nombre d'individus entachés de crétinisme, atteints à divers degrés, chez lesquels la première dentition n'avait persisté que jusqu'à l'âge de 10 à 11 ans, et la puberté s'était manifestée à 17 ans. Il est vrai que chez quelques-uns les parties génitales étaient assez mal conformées, et cela d'autant moins que les caractères du crétinisme étaient moins prononcés. Cependant il est vrai de dire que si, chez le plus grand nombre des crétins, les dents sont mal faites, noires, mal implantées, il m'est arrivé de trouver chez quelques-uns de ces malheureux, surtout dans les Basses-Alpes, une dentition régulière et présentant des dents d'une grande blancheur.

Un phénomène fort remarquable qui m'a vivement impressionné, et que j'ai signalé dans le premier volume de cet ouvrage, c'est que la menstruation est supprimée pendant l'hiver, non-seulement chez le petit nombre de crétines qui sont réglées, mais aussi chez les femmes bien constituées qui habitent les hautes vallées et passent les longs jours de l'hiver enfermées dans les étables. J'ai constaté ce fait dans un grand nombre de localités. La santé n'est nullement affectée par cette suppression des règles; au contraire, les femmes qui les conservent pendant la saison rigoureuse, sont chétives et souvent malades. Ce n'est guère qu'au mois de mai que les règles reviennent, mais en très-petite quantité le premier mois, augmentent progressivement, et se suppriment au mois d'octobre. 11

Il semble que la nature met en réserve toutes ses forces vitales pour lutter contre les rigueurs du climat et les influences délétères de l'atmosphère viciée, au milieu de laquelle restent plongées pendant plusieurs mois les populations. En cela, il y a quelque ressemblance entre les animaux qui hivernent sous terre et qui habitent les mêmes vallées. Malgré cette suppression des règles, les maladies de l'organe utérin sont extrêmement rares dans les Alpes.

A cette disposition du crétinisme par M. Baillarger, il faut ajouter les phénomènes, les lésions constantes que les autopsies m'ont signalés.

Guggenbülh et M. Stahl admettent une variété de crétinisme qu'ils appellent hydrocéphalique. Cette hydrocéphalie est toujours constante, et les ventricules latéraux ont toujours été trouvés dilatés par une grande quantité de sérosité, et je crois, avec M. Ferrus, que le crétinisme est caractérisé par une hydrocéphalie chronique, puisque, dans les autopsies que j'ai été à même de faire, j'ai toujours trouvé de la sérosité épanchée dans les centres nerveux, même chez les crétins en bas âge. La présence de ce liquide existait en même temps que les lésions et les anomalies de ces centres nerveux, qui présentaient, non-seulement une modification dans leur contexture, mais étaient aussi comprimés par cette sérosité. C'est à ces modifications organiques, à ce liquide épanché, à cette suffusion séreuse qui ramollit le cerveau, qu'il faut rapporter, comme effets consécutifs, certains arrêts de développement, les altérations osseuses elles-mêmes, l'obtusion des sens, en un mot, comme l'a si bien dit M. Ferrus, tous les grands phénomènes de la maladie. D'ailleurs, la faiblesse, l'inertie, la torpeur des crétins, ne sont-elles pas communes au cerveau et aux différents organes, et ne dépendent-elles pas, pour tous, de la bouffissure, de l'infiltration séreuse et de l'œdématie générale? La stupeur profonde que présente l'état intellectuel des crétins résulte évidemment d'une compression du cerveau, et non d'une abolition complète ou partielle des facultés en rapport avec une altération organique très-localisée.

Cette quantité de sérosité, toujours plus considérable que l'état normal ne le comporte, est signalée par les autopsies nombreuses que j'ai décrites dans cet ouvrage, soit qu'elle résulte d'un état maladif particulier du cerveau, dans l'enfance ou pendant la vie intra-utérine, soit consécutive de l'atrophie du cerveau, soit enfin qu'elle dépende exclusivement de la disposition de l'économie entière, laquelle détermine, chez les crétins, la bouffissure générale et l'œdème partiel.

Si l'on examine les conditions topographiques au milieu desquelles le crétinisme se développe, celles surtout où il acquiert une grande intensité; si l'on observe avec soin les phénomènes constitutionnels que ces causes produisent, et qui réagissent si puissam-

ment sur les populations soumises à leur influence ;
si l'on considère enfin l'état général de l'économie
chez les crétins, on arrive plus facilement encore à
comprendre qu'ils doivent être plus ou moins hydrocéphales.

D'ailleurs, en considérant, d'après les belles recherches de M. Magendie sur le fluide cérébro-rachi-
dien, que ce liquide existe à toutes les périodes de la
vie intra et extra-utérine, et qu'il est proportionnellement plus abondant dans les premiers temps de la
vie, et en énumérant les causes qui peuvent, chez les
enfants, provoquer l'hydrocéphalie, ou les prédisposer
à cette affection, on doit s'étonner que cette maladie
ne soit pas plus fréquente.

Les symptômes de l'hydrocéphalie chronique, et
les caractères principaux du crétinisme, présentent
des analogies très-remarquables. Chez les crétins, de
même que chez les hydrocéphales, l'obtusion des sens
est la même. Sans être éteinte, leur intelligence est
obtuse, le langage pénible, imparfait, quelquefois impossible. Chez les uns comme chez les autres, les mouvements sont incertains, lents, difficiles; la bouche est
ordinairement entr'ouverte; la salive s'en échappe
sans cesse; les fonctions de la respiration et de la circulation sont ralenties; les sécrétions sont languis-
santes, et les excrétions deviennent involontaires.

L'humidité de l'air est, ainsi que je l'ai indiqué,
une des causes puissantes de cette cachexie séreuse

du crétinisme ; car l'observation démontre que si l'air sec favorise l'évaporation de l'humidité bronchique, et augmente l'activité des fonctions pulmonaires, au contraire, un air saturé d'un excès d'humidité ne peut enlever au poumon la même quantité d'eau réduite en vapeur à chaque expiration. Il résulte nécessairement de cette inactivité des organes respiratoires et cutanés, dans cette circonstance, une diminution de l'exhalation ; ce défaut d'équilibre tend nécessairement à refouler dans l'économie une grande quantité d'eau que les reins doivent éliminer. Cet excès d'eau contribue à la formation des hydropisies et des autres cachexies qui se développent dans les climats, les lieux et les saisons humides.

On conçoit que les vicissitudes de la température doivent exercer leur principale influence sur la surface cutanée. L'expérience a prouvé que, dans le fond des vallées humides, la transpiration de l'homme est réduite à son minimum, au milieu de l'air et sans agitation, et que sur les plateaux élevés, sur les versants des montagnes battues par les vents, la ventilation enlève des quantités considérables des éléments de la transpiration, alors que la peau est vivement excitée par l'air sec des montagnes. N'est-ce pas, en effet, dans les vallées profondes et humides que l'on trouve le plus de maladies chroniques, d'êtres chétifs, rabougris et dégénérés, tandis que, sur les lieux élevés, on ne voit que des hommes actifs et vigoureux ;

les premiers sont atteints d'affections chroniques, tandis que les derniers ne sont affectés que de maladies aiguës.

Ce n'est donc pas sur de vagues présomptions, mais sur des preuves nombreuses, que je dis que le phénomène le plus constant dans le crétinisme est un épanchement séreux, et que c'est à lui que l'on doit attribuer réellement les phénomènes pathologiques.

Si, au contraire, le crétinisme était, ainsi que le pense M. Baillarger, un vice de conformation, un arrêt de développement du cerveau, *une monstruosité*, une organisation imparfaite que rien ne saurait complétement changer, et que le cerveau n'est pas malade, mais anormalement développé, il est évident que le crétinisme n'étant qu'une monstruosité et non une maladie, sa proposition serait désespérante pour l'humanité, puisqu'il n'y aurait pas de moyens à opposer à cette infirmité.

Les crétins ne sont donc pas des monstres, puisqu'ils peuvent se reproduire, et qu'en employant certains moyens hygiéniques, on peut améliorer leur état de dégradation, les rendre intelligents et même sociables.

3º *Les moyens préservatifs et curatifs*. — Le but véritable de mes nombreuses recherches dans cette importante question du goître et du crétinisme a été de trouver les moyens préservatifs et curatifs; mais avant de rechercher le remède à opposer à ces deux

maladies, j'ai dû en rechercher les causes, et mes études, mes travaux, m'ont conduit à reconnaître qu'elles étaient multiples. De là, la grande difficulté de
trouver un remède unique à ces deux affections.

J'ai prouvé que le goître et le crétinisme avaient
des rapports tellement nombreux, qu'ils m'ont décidé
à les considérer comme les conséquences de la dégénérescence de l'organisme, dont le premier effet était
le goître, et le dernier le crétinisme. Je ne reviendrai
donc pas sur ce sujet, pour éviter des répétitions inu-
tiles.

Le goître et le crétinisme ne sont pas des affections
sporadiques qui se manifestent tantôt dans une contrée, tantôt dans une autre, d'une manière indépen-
dante, soit de la topographie du sol, soit de sa constitution géologique. Ils tiennent à certaines localités, à
certaines vallées où ces deux maladies ont toujours
existé, où, en un mot, elles sont endémiques.

Le goître étant la première conséquence de la dégénérescence de l'organisme, déterminée par les influences fâcheuses, anti-hygiéniques, dans lesquelles
vivent les populations des vallées infectées, on comprend qu'il faut chercher à en préserver les individus.

En effet, il est bien évident, pour tous ceux qui ont
étudié la question du crétinisme, qu'il faut le concours de plusieurs générations, même goîtreuses,
pour dégrader successivement les hommes à l'état de

crétins. Les causes qui déterminent cette détériora-
tion de la race humaine agissent progressivement ;
elles commencent par ébranler l'économie normale,
par poser les fondements de cette constitution spécifique qui se transmet par hérédité, et qui se détériore
de plus en plus sous l'influence incessante de la cause
crétinisante, jusqu'à ce qu'enfin cette race dispa-
raisse.

Cette origine bien certaine du crétinisme fait comprendre que, puisque le concours de plusieurs générations successives, soumises aux mêmes influences,
a été nécessaire, il ne sera pas facile de régénérer
promptement cette constitution déchue. On ne devra
donc pas exiger de la science une rapide amélioration
dans la race; et au contraire, plus la difficulté sera
grande, plus on devra redoubler d'efforts. Il faut donc
prévenir le développement du goître, première conséquence de la dégénérescence de l'organisme, et qui se
montre le premier, soit à l'origine des vallées, soit à
leur terminaison, alors que les causes capables de le
déterminer sont moins nombreuses et plus actives, et
qui devient d'autant plus commun et associé au crétinisme, que l'on pénètre plus avant dans ces mêmes
vallées, et que les influences délétères sévissent en
plus grand nombre et avec plus d'intensité. En présence des faits de préservation rapportés par M. Boussaingault, par l'emploi des sels iodifères, expériences
que j'ai répétées moi-même, quand on pense que la

proportion si faible d'iode, contenue dans un gramme de poudre d'éponge, suffit pour faire diminuer le goître, et même le faire disparaître ; lorsque l'on continue pendant très-longtemps l'administration de cette poudre, on ne saurait s'empêcher d'attribuer une influence considérable à la présence ou à l'absence d'une très-faible proportion d'iode existant dans une eau qu'on emploie à tous les usages.

D'ailleurs, ce principe ne peut-il pas jouer un rôle utile, nécessaire, dans la nutrition de l'homme? La présence d'une certaine proportion d'iode ne peut-elle pas aussi neutraliser les effets nuisibles que certains sels en excès pourraient déterminer? Quand on ne trouve ces matériaux utiles ni dans l'eau ni dans les aliments, ne peut-il, à la longue, en résulter aucun inconvénient?

Le conseil de M. Boussaingault, de faire distribuer aux populations goîtreuses des sels iodifères, m'a engagé à faire des expériences à ce sujet, en variant les quantités d'iodure de potassium.

PREMIÈRE OBSERVATION.

Il existe dans la commune d'Allevard une famille composée du père, de la mère, et de cinq enfants. Le premier est âgé de 47 ans; il a un goître peu volumineux. La mère, âgée de 44 ans, est affectée d'un goître à deux lobes très-volumineux. Des cinq enfants, trois sont goîtreux, et deux ne le sont pas. L'aîné, âgé de 22 ans, a été réformé à cause d'un goître situé au-devant du larynx, qu'il comprime suffisamment de manière à rendre la voix un peu rauque. Ce goître présente une certaine densité. Un trocart explorateur n'a pu en tirer aucune trace de liquide. Le troisième des enfants, âgé de 15 ans, a un goître à deux lobes, situé en avant et sur le côté gauche du col. Ce goître est parfaitement mobile, et le lobe central contient un peu de sérosité. Le quatrième n'a qu'un goître peu apparent, sous forme particulière; il n'a que ce que l'on appelle dans le pays un gros cou. Le père et ces trois enfants ont une intelligence ordinaire; la mère, au contraire, sans présenter aucune trace de créti-nisme, a une intelligence obtuse, et paraît avoir une constitution usée. Le père, ouvrier à l'usine métallur-gique, est d'un tempérament sanguin, doué d'une force musculaire peu ordinaire. La maison qu'ils ha-bitent est humide, mal exposée, et ne reçoit les rayons du soleil que pendant quelques heures de la journée, et encore seulement en été.

Du consentement du père, j'ai ajouté à la provision de sel nécessaire au ménage, un dix-millième de sel iodifère.

Après quatre mois de l'usage de ce sel, le goître du quatrième enfant, c'est-à-dire de celui chez lequel il était le moins apparent, avait diminué de beaucoup. Celui du second avait un peu diminué; tandis que ceux du père, de la mère, et de l'aîné, n'avaient pas changé d'aspect.

Après le sixième mois, le cou du dernier enfant était parfaitement net. Les deux lobes du goître du deuxième avaient diminué de près d'un tiers. Ceux de l'aîné, de la mère et du père, n'avaient pas changé de volume.

Après une année, l'engorgement de la glande thyroïde du deuxième enfant a encore diminué, et, à dater de ce moment jusqu'à ce jour, il n'est survenu aucun changement dans les tumeurs. Les tumeurs de son frère et de sa mère n'ont que très-peu diminué.

J'ai dû augmenter la quantité du sel iodifère d'un dix-millième de plus. Sous l'influence de l'action de cette plus forte quantité de ce principe médicamenteux employé pendant six mois, le goître du deuxième enfant a encore diminué; mais au bout d'une année, il n'a plus diminué. En ce moment, il continue l'usage de ce sel. Le goître de son frère n'a pas changé; il est toujours ferme, surtout le lobe antérieur; le lobe latéral a diminué davantage, mais il est encore apparent. Le goître du père a complétement disparu. Celui de la mère n'a pas changé.

DEUXIÈME OBSERVATION.

La famille Buisson, qui habite la commune de Pinsot, située à 7 kilomètres d'Allevard, au point de

jonction des vallées sus-alpines de la Ferrière et de
Gleizin, sur les bords du torrent de Bréda , dans une
gorge très-profonde, très-encaissée, froide et humide,
où le soleil ne se montre que pendant quelques heures seulement, est composée du père et de la mère,
tous les deux goîtreux; l'un âgé de 42 ans, l'autre de
37 ans. Le goître du père est peu apparent ; celui de
la mère enveloppe tout le devant du cou, et peut peser
près de 3 livres.

Le père, a encore sa mère âgée de 69 ans, qui est
aussi goîtreuse. Chez cette dernière, le goître n'existe
qu'à la partie antérieure, de la grosseur d'une orange
ordinaire, et parfaitement mobile. Quatre enfants habitent avec leurs parents. L'aîné est une fille âgée de
16 ans, d'une constitution lymphatique bien prononcée, et porte un goître assez apparent. Le second enfant est un garçon âgé de 12 ans, d'une bonne constitution, d'une petite taille, et affecté d'un goître à deux
lobes, un antérieur , et un second situé au côté droit
du cou. Ces deux petites tumeurs sont de la grosseur
d'un œuf de pigeon. Le dernier enfant , âgé de deux
ans et demi, a au-devant du cou une petite tumeur
goîtreuse qui lui est survenue depuis quelques mois
seulement. La mère m'a assuré qu'il n'avait pas le
gros cou en naissant.

Le père est actif, travaille beaucoup. La mère est
lente et peu intelligente, d'une constitution lymphatique; ses jambes sont souvent œdémateuses. La jeune

fille ne présente encore aucun indice qui puisse faire penser que l'époque de la puberté soit près d'arriver ; elle est même peu développée.

Le père m'ayant demandé si l'on pouvait faire passer le gros cou de ses enfants, je l'ai engagé à mêler à son sel un dix-millième de sel d'iodure de potassium. Il commença à faire usage de ce sel, dans son ménage, le 6 septembre 1849. Dès le premier mai suivant, le goître du petit enfant était complétement effacé. Celui du second a un peu diminué, surtout le lobe droit. Les autres goîtres n'ont pas varié.

A la fin de 1850, c'est-à-dire seize mois après l'usage continu de ce sel médicamenteux, le goître du second enfant a presque disparu ; il ne lui reste plus qu'un petit point engorgé en avant du larynx. Le goître de la jeune fille, qui n'affectait pas une forme particulière, a diminué ; le devant du cou est moins empâté ; sa santé générale s'est améliorée. Les goîtres du père, de la mère et de la grand-mère, n'ont pas changé.

A dater de cette époque, j'augmente d'un second dix-millième la quantité de sel d'iode. Au 10 avril, le goître du père s'est presque effacé ; tandis qu'il ne s'est opéré aucun changement dans ceux de la grand-mère et de la mère ; mais au 18 décembre 1851, le goître du père, ceux des enfants, ont disparu complétement, et ceux des autres personnes âgées n'ont pas changé.

Le nommé Vitailly habite la Chapelle-du-Bard avec ses enfants au nombre de trois. Une de ses filles est mariée et a un enfant âgé de 2 ans, venu au monde avec un goître. Le père, d'un tempérament bilieux, est âgé de 52 ans; il a un goître volumineux qui retombe jusque sur le sternum; ses trois enfants, l'une, âgée de 23 ans, atteinte de goître, a une petite fille goîtreuse; les autres, âgés de 21 ans et de 16 ans, sont goîtreux. L'un d'eux a été réformé à cause de son goître.

Dans la même cour habite un autre ménage placé dans les mêmes conditions topographiques, hygiéniques, d'insolation, de fortune et d'habitation, et composé de six personnes, dont trois sont atteintes de goître et une de goître et de crétinisme au degré le moins avancé. Le père n'est pas goîtreux. La mère porte un goître volumineux, et sa physionomie est empreinte d'un aspect stupide, qui dénote la cachexie crétineuse; son intelligence est faible, quoique cependant on ne puisse pas dire qu'elle soit atteinte de crétinisme. Deux de ses enfants sont atteints de goîtres peu volumineux. Le dernier enfant, âgé de 3 ans, est atteint de crétinisme congénial et de goître venu également à sa naissance.

Ces deux familles se mettent à l'usage de sels iodifères à la dose précédente, depuis le 15 septembre

1849. Après six mois, le goître du père Vitailly n'a pas changé; celui de sa petite fille n'existe plus; ceux des autres enfants n'ont pas varié. Au bout d'une année, le goître du jeune homme de 16 ans a diminué d'un tiers; celui du conscrit réformé est devenu plus mobile, sans avoir perdu de sa grosseur; la tumeur de sa sœur n'a pas changé; mais au 18 décembre 1851, tous les goîtres sont en voie de décroissance, sauf celui du père, qui n'offre aucun changement.

Dans le second ménage, après six mois de l'usage de ce sel, j'ai prescrit au petit crétin le traitement hygiénique indiqué dans mon volume, et consistant à faire prendre à l'enfant, le matin, à midi et le soir, dans six cuillerées de décoction de feuilles de noyer, une demi-cuillerée à café de sirop de proto-iodure de fer, quantité que l'on augmentera tous les mois jusqu'à la dose de deux cuillerées à bouche par jour; baigner l'enfant tous les trois jours dans une décoction de feuilles de noyer, de sauge, de thym et de lavande; lui faire, soir et matin, le long de la colonne vertébrale, des frictions avec le mélange suivant, dont on imbibera un morceau de flanelle:

		gram.
Pr. Teinture de quina.	. .	30
Teinture de cannelle.	. .	30
Teinture d'arnica.	. . .	30
Eau de mélisse.	. . .	250

Le tenir constamment dans une pièce située au

midi, enveloppé de linges propres et souvent lessivés, et l'exposer au soleil et au grand air pendant la belle saison.

Ces moyens ont été mis en usage en même temps qu'il mangeait une nourriture salée et iodurée avec le reste de ses parents.

Après sept mois, la constitution de l'enfant s'est améliorée ; sa peau est moins sèche, plus douce, plus colorée ; son goître a totalement disparu. Ceux de ses frères, soumis seulement à l'usage de sels iodurés, n'ont pas changé ; mais après un intervalle de neuf mois, j'ai trouvé que la santé du petit crétin s'améliorait de plus en plus, et qu'en continuant les moyens prescrits, on réussirait à développer ses forces physiques, son intelligence, et à le mettre dans la position de pouvoir travailler, et, plus tard, de se suffire à lui-même. Les goîtres des deux autres enfants présentent une diminution sensible. Celui de la mère n'a pas changé.

Au 18 décembre 1851, le petit crétin va beaucoup mieux ; les goîtres de ses frères sont presque effacés ; tandis que celui de la mère reste dans le même état. Tous continuent encore l'usage de ces sels iodifères.

Ces observations démontrent que l'usage continué pendant un certain temps de sels iodurés peut faire disparaître quelques goîtres ; mais qu'il est nécessaire d'observer que leur développement soit très-petit. Il faut, pour que ce moyen réussisse, que les tumeurs soient peu prononcées, molles, et surtout peu anciennes. Dès que ces conditions n'existent plus, le remède échoue, et il faut avoir recours à d'autres moyens et agir sur toute l'économie par un traitement que j'ai longuement expliqué dans le premier volume de cet ouvrage, et qui consiste en boissons amères, toniques, prises parmi les plantes antiscorbutiques; et comme ces plantes agissent principalement par l'iode qu'elles contiennent, il ne faut pas se servir de celles qui croissent dans les Alpes, ajouter le sirop de proto-iodure de fer, l'huile de foie de morue, à laquelle je faisais ajouter, pour 100 gram. d'huile, 1 décagram. d'iode, que j'ai remplacé quelquefois par le bromure de fer, à la dose de 15 centigram.; les frictions sur le devant du cou, avec le liniment suivant :

Pr. Ammoniaque liquide, 15 gouttes.
  Brome, 1 gram.
  Huile de camomille camphrée, 250 gram.

Lorsque la tumeur me paraissait très-dure, j'employais la pommade suivante :

Pr. Proto-iodure de mercure, 75 centigram.
  Axonge, 16 gram.

Certes, on ne doit pas avoir la prétention de guérir, de prévenir, et de faire disparaître tous les goîtres par l'usage de sels iodurés, parce qu'il est impossible de pouvoir faire disparaître toutes les causes anti-hygiéniques qui contribuent à le faire développer ; mais on pourra souvent neutraliser l'action de quelques-unes de ces causes.

Dans les vallées où, étant moins nombreuses, elles sévissent avec moins d'intensité, il sera possible, surtout par l'usage rendu général de ces sels médicamenteux, de combattre les fâcheuses influences de ces causes délétères, et de prévenir parmi les populations le développement du goître, et par suite celui du crétinisme.

Il ne faudra pas oublier surtout, ainsi que je l'ai indiqué, de chercher à donner du travail à ces populations inactives pendant la plupart de l'année, en développant le commerce, l'industrie, et en leur procurant les moyens d'obtenir de l'aisance, qui leur permettra d'introduire, dans l'intérieur de leur ménage, plus de propreté et une meilleure alimentation. C'est donc en relevant les forces vitales, que l'iode, ce principe si excitant, pourra prévenir la dégénérescence de l'organisme, et par conséquent s'opposer au développement du goître et même du crétinisme.

CHAPITRE XIV.

Sur le versant occidental des Alpes, comprenant les trois départements, de l'Isère, des Hautes-Alpes et des Basses-Alpes.

Pour savoir si le nombre des personnes atteintes de goître et de crétinisme, ou de ces deux infirmités réunies, augmentera ou diminuera, il était de la plus haute importance d'avoir une statistique exacte qui puisse permettre, dans un certain laps de temps, lorsqu'on fera un nouveau recensement, de comparer ces deux statistiques.

Pour parvenir à bien connaître le nombre des personnes atteintes de goître et de crétinisme, répandues sur le versant des Alpes de la France, j'ai fait imprimer des tableaux et une circulaire qui ont été adressés à MM. les curés de toutes les paroisses, par les soins obligeants de MM. les préfets et les évêques de ces différents départements. Ce travail a été fait avec une grande exactitude, et permet de considérer cette statistique comme très-complète. J'ai emprunté au travail de Mgr Billet, archevêque de Chambéry, la statistique des vallées de la Savoie.

Cette circulaire était ainsi conçue :

« *Monsieur le Curé*,

» Le crétinisme et le goître sont deux infirmités qui affligent l'humanité ; elles exercent une influence fâcheuse sur la population des contrées où elles existent.

» Il est très-important de rechercher avec soin quelles peuvent en être les causes, et de recueillir des notions statistiques exactes sur le nombre des personnes atteintes de ces maladies et les lieux où elles se trouvent, afin d'arriver à trouver le moyen de les guérir ou de les prévenir.

» Pour atteindre ce but, j'ai fait dresser des tableaux de recensement contenant les indications nécessaires ; elles sont assez explicites pour la manière dont chaque colonne doit être remplie.

» L'étendue de vos connaissances, votre zèle dans toutes les questions qui intéressent les malheureux, votre mission de charité, ne me laisse pas douter un instant que vous voudrez bien seconder l'initiation que j'ai prise, ensuite des encouragements de M. le ministre de l'agriculture et du commerce.

» Je vous prie, Monsieur le Curé, de vouloir bien transmettre au plus tôt les renseignements que j'ai l'honneur de vous demander, à M. l'archiprêtre de votre canton.

» La colonne des garçons comprendra tout individu

mâle, jeune ou vieux, marié ou non; celle des filles également.

» Agréez, etc.

» *Le médecin-inspecteur des eaux d'Allevard,*

» **B. NIÈPCE.** »

Cette statistique (1) indique, pour chaque commune, le nombre des cas, 1° de crétinisme seul; 2° de goître seul; 3° de crétinisme et de goître réunis, et cela pour les deux sexes séparément. Elle renferme le nombre des cas par cantons, par arrondissements et par départements.

Si, dans le département de l'Isère, composé de arrondissements de Grenoble, de Saint-Marcellin, de la Tour-du-Pin et de Vienne, on trouve des goîtreux répandus sur toute la surface du département, il n'en est pas de même pour les crétins, que l'on ne rencontre pas partout. Il n'y a que les arrondissements de Grenoble et de Saint-Marcellin où il en existe. Ainsi, dans celui de Grenoble, contenant 203,446 habitants, on compte 15,858 goîtreux et 1,101 crétins; et dans celui de Saint-Marcellin, dont la population est de 82,292 habitants, on ne compte que 2,343 goîtreux et 38 crétins seulement; encore ne les trouve-t-on que dans les gorges des montagnes de Pont-en-Royans, disséminés dans de pauvres villages dont les habitations chétives, privées de l'action bienfai-

(1) Voir ci-après les tableaux de cette statistique.

sante du soleil pendant la plus grande partie de l'année, sont plongées constamment dans une atmosphère
saturée d'humidité, et dont les habitants passent les
longs jours de l'hiver dans l'inactivité la plus complète, renfermés avec leurs animaux dans des étables
malsaines, y respirant un air méphytique, et n'ayant
qu'une alimentation insuffisante et le plus souvent
de mauvaise nature.

Dans les arrondissements de la Tour-du-Pin, de
Vienne, on trouve, dans le premier, 303 goîtreux, et
dans le second, on n'en compte que 296. Ces deux
arrondissements, dont le sol est composé de plaines
riches et bien cultivées, entrecoupées de collines peu
élevées, de vallons peu profonds, sembleraient devoir
être exempts de ces infirmités. Dans ces localités, les
goîtreux qu'on y remarque se trouvent dans les villages situés dans la vallée de la Bourbre, dont les eaux
marécageuses parcourent les cantons humides de Vi-
rieux, où l'on compte 146 goîtreux ; de la Tour-du-
Pin, où il y en a 148 ; ceux de Bourgoin, où il s'en
trouve 38 ; de la Verpillière, où la statistique en constate 18, etc. Cette longue vallée, riche en tourbières
et marais, est décimée chaque année par les fièvres
intermittentes. La scrofule et le rachitisme y sont
fréquents. Les brouillards y règnent pendant la plus
grande partie de l'année. Il est évident que plusieurs
des causes assignées au développement du goître s'y
trouvent réunies ; aussi n'y a-t-il rien d'étonnant d'y

voir un certain nombre de goîtreux. Cette vallée se
trouve ainsi dans les mêmes conditions d'humidité
que les plaines ondulées de la vallée du Pô, dans le
Piémont, où la population est atteinte de goître et
même de crétinisme.

Cette plaine marécageuse, connue sous le nom de
Marais de Bourgoin, est située à l'extrémité nord-
ouest du département de l'Isère ; et les marais, en partie desséchés, occupent le fond d'une vallée qui s'étend
de l'est à l'ouest, depuis l'embouchure du Guiers,
dans le Rhône, près de Cordon, jusqu'au confluent de
la Bourbre, dans le même fleuve, au nord-ouest de
Crémieu. Ils forment, par conséquent, un arc de cer-
cle autour du massif de collines calcaires, au pied
desquelles on a bâti Morestel, Trept, Chamagnieux,
Crémieux et plusieurs autres bourgs. Cette vallée marécageuse a une longueur totale d'environ 6 myriamètres ; sa largeur varie depuis 2 jusqu'à 5 kilomètres. En ayant égard à la pente du sol, on peut la diviser en deux grands bassins de superficie inégale,
séparée par une arête culminante passant par l'étang
de la Roche entre Trept et Morestel : à partir de ce
point, les eaux se partagent et se rendent dans le
Rhône en suivant deux directions opposées, savoir, à
l'ouest, le cours de la Bourbre, et à l'est, celui des rivières appelées le Vézeronce, l'Huer et la Bièvre. Le
bassin occidental, appelé bassin de Bourgoin, est le
plus considérable ; il a une longueur totale de plus de

5 myriamètres 5 kilomètres, et une pente de 54 mètres distribuée très-irrégulièrement. Ce bassin est traversé dans toute son étendue par la Bourbre, dont les principaux affluents sont, à droite, le Catelan et le ruisseau de Gonas, et à gauche, les ruisseaux de la Verpillière et de Bourgoin, et une petite rivière appelée le Verd. Le bassin oriental, que nous appellerons aussi bassin des Avenières, a, depuis l'étang de la Roche jusqu'à l'embouchure du Guiers, 23 kilomètres de longueur; sa superficie en marais est de 1400 hectares. Les cours d'eau qui arrosent cette partie des marais sont l'Huer, le Vézeronce, la Bièvre, qui ont leur embouchure dans le Rhône.

Les communes situées au milieu de ces marais, et qui renferment des goîtreux, sont celles de Soleymieu, de Saint-Chef, de Vénérieu, de Saint-Marcel, de Vaulxmilieu, de la Verpillière, de Bons, de Jamessieux, de Corbelin, de Curtin, de Vézeronce, de Vinieux, de Saint-Victor.

Les deux bassins principaux qui viennent d'être décrits n'ont pas une pente réglée et uniforme vers le Rhône; ils se divisent en plusieurs bassins partiels, qui ont une pente insensible sur toute leur étendue, et qui passent de l'un à l'autre par des sauts brusques. On a profité de ces chutes dans le pays pour y établir un grand nombre de moulins, qui ralentissent ainsi le cours des eaux, facilitent leur stagnation; les brouillards qui s'élèvent du milieu de ces terrains hu-

mides, dont le sol présente la coupe suivante, 15 centimètres de terre végétale, 3 mètres 35 centimètres
de tourbe, 1 mètre de sable blanc, 1 mètre de sable
argileux, entretiennent constamment une atmosphère
brumeuse et malsaine. Dans toutes ces localités, où le
bois est devenu très-cher, la tourbe est employée avec
avantage pour le chauffage domestique et même pour
celui des chaudières. Malheureusement la plupart des
exploitations ne sont pas autorisées, et on les conduit
d'une manière très-irrégulière, sans suivre aucun
plan ni s'assujettir à aucune précaution; il en résulte
des mares d'eau croupissante, qui font chaque année
de nouveaux progrès, et donnent lieu à un dégagement permanent, pendant l'été, d'effluves miasmati-
ques qui entretiennent parmi les populations des fièvres intermittentes, des affectations scrofuleuses et
rachitiques.

Près de Vienne, sur les bords du Rhône, les deux
gorges resserrées du Viga et de la Yère, où l'on remarque des causes nombreuses d'insalubrité, renferment plusieurs villages où j'ai vu des goîtreux. Les
maladies strumeuses y sont fréquentes. Les deux cantons de Vienne en comptent 296 cas disséminés dans
les habitations humides, malsaines, habitées par de
pauvres ménages, privées de soleil par les bords es-
carpés qui encaissent la rivière de la Yère, surtout
dans le grand faubourg qui s'étend en remontant
son cours. Les habitations élevées, qui sont étagées sur

la rive gauche, arrêtent les courants d'air, entretiennent l'humidité, et s'opposent aux effets salutaires de la lumière sur la constitution de l'homme. Il est facile d'y constater les effets du défaut d'exercice et d'insolation sur le développement dés maladies chroniques, dans les nombreux ateliers des fabriques de draps de ce quartier, où l'on emploie un grand nombre d'enfants et de femmes.

La statistique nous apprend que les cantons où le goître et le crétinisme sévissent avec le plus d'intensité, sont précisément, comme je l'ai indiqué dans le premier volume de cet ouvrage, ceux situés dans les gorges profondes, resserrées, où les eaux des torrents saturent l'air d'humidité, où les maisons, pauvres et malsaines, sont situées dans des expositions contraires à une bonne hygiène, ensevelies sous des arbres touffus, où les courants d'air ne renouvellent pas l'atmosphère, et dont les habitants se nourrissent mal et n'ont, pendant la longue saison d'hiver, aucun travail à faire qui puisse les entretenir dans une vie d'activité et de labeur.

C'est ainsi que les cantons d'Allevard, d'Entraigues, de Goncelin, de Domène, de Sassenage, du Bourg-d'Oisans, de Corps, de Vizille, placés dans les plus fâcheuses conditions climatériques, sont les plus infectés de goîtreux et de crétins. Partout, les femmes sont atteintes du goître, en plus grand nombre que les hommes. Ainsi, dans le canton de Vizille, où est

située la vallée de Vaulnaveys (val navis), on compte
790 femmes atteintes de goître, tandis qu'il n'y a que
638 goîtreux; dans le canton de Corps, il y a 459
goîtreuses, tandis qu'il n'y a que 345 goîtreux. Il en
est de même pour les autres cantons.

Ce que nous venons de dire pour le département
de l'Isère doit s'étendre également au département des
Hautes-Alpes.

Les cantons situés dans les vallées étroites, sinueuses, où la stagnation de l'air est réelle, où l'humidité
est constante, où la misère, la malpropreté, l'ivrognerie, existent à un haut degré, sont également ceux où
le goître et le crétinisme sont les plus fréquents.
Ainsi, dans le département des Hautes-Alpes, les arrondissements de Briançon, d'Embrun, dont le sol
est plus tourmenté, entrecoupé de vallées très-profondes, qui partent toutes de la grande chaîne des Alpes
ou du Pelvoux, renferment plus de goîtreux et de crétins que l'arrondissement de Gap, où les montagnes
sont souvent moins élevées, et où les vallées sont plus
ouvertes.

Quelques-unes des vallées de l'arrondissement de
Briançon, d'Embrun, de Barcelonnette, dans les Basses-Alpes, étroites et profondes, courtes et fermées
brusquement à leur origine, sont le plus souvent parfaitement isolées du reste du monde; les plantes, les
animaux, les hommes, empruntent tout à l'air, à
l'eau, au sol de la localité où ils sont fixés. S'il existe

une cause malfaisante, ils y sont incessamment soumis; rien de ce qui peut utilement modifier cette fâcheuse influence ne leur vient du dehors; aussi peut-
on dire avec juste raison que dans ces fatales vallées,
plantes, animaux, hommes, tout paraît marqué d'un
cachet spécial.

Dans ces vallées malheureuses, les habitations
sont malsaines au plus haut chef : les habitants y
gisent pêle-mêle avec les animaux. Leur alimentation féculente, composée de châtaignes, de pommes
de terre auxquelles on associe les choux, est ré-
coltée uniquement dans la vallée, où les hommes
naissent et meurent, la plupart, sans jamais en
sortir.

Dans ces contrées, un grand nombre d'individus
offrent, dans leur constitution physique ou dans leurs
facultés intellectuelles et morales, certains traits qui
dénotent la tendance au crétinisme. Cette tendance y
est presque générale, et il semble que le crétinisme
n'est que l'exagération et le dernier degré de la dégradation physique et intellectuelle de la plupart des
habitants.

Dans l'arrondissement de Briançon, c'est dans le
canton de l'Argentière, où est située la Vallouise, que
l'on trouve le plus de goîtreux et de crétins, et c'est
précisément la contrée où les communications sont
les plus difficiles et les moins fréquentes. Sur une population de 6,621 habitants répandue sur toute la

surface de ce canton, on compte 1,935 goîtreux ou
crétins. Tous les individus présentent un aspect cachectique et un air empreint de stupidité.

Les femmes présentent deux types distincts : dans
l'un, taille petite, membres trapus, extrémités grossièrement contournées, sculptées, col court et gros,
tête volumineuse, face plate et ridée, joues molles, lèvres boursouflées, rides profondes, regard sans expression, un air d'hébétude répandu sur la face. Dans
le second type, qui rappelle celui des quadrumanes,
le corps est plus élancé, le cou plus allongé, la bouche
largement fendue, les lèvres peu épaisses, le front
très-oblique, les joues sont un peu pendantes, des rides s'étendent du grand angle de l'œil à la commis-
sure des lèvres. Les femmes de ces deux types ne
présentent sur le visage aucune trace de cette coloration qui anime celui des jeunes filles des pays où le
goître et le crétinisme sont inconnus; leurs seins sont
petits, mous, et la glande mammaire peu développée.
Presque toutes ont un goître plus ou moins volumineux.

Chez les hommes, dont la taille est en général petite, les impressions et les perceptions qui en résultent
sont faibles; le langage, cette manifestation directe de
l'intelligence, est d'une lenteur très-prononcée, entra-
vé par la débilité, la torpeur et l'indigence intellectuelles.

On peut dire des individus qui habitent cette vallée, qu'ils ont une volonté obtuse, qu'ils sont lents à parler, lents à marcher, et encore plus lents au travail.

Séparée pendant huit mois de l'année des vallées voisines par les neiges amoncelées sur les cols, seuls passages qui conduisent dans les autres localités, cette population présente à l'observateur un type bien propre à l'étude de ses misères, des causes du goître et du crétinisme. Cette vallée n'est pas la seule qui se trouve dans ces fâcheuses conditions. Plusieurs contrées appartenant aux départements des Hautes-Alpes et des Basses-Alpes, se trouvent dans les mêmes conditions. Ainsi, le canton du Dévoluy, situé dans l'arrondissement de Gap, est encore plus malheureux, et la population plus chétive.

Bien que dans le volume précédent je me soie longuement étendu sur les causes probables du goître et du crétinisme, la distribution de ces infirmités, que nous révèle la statistique, nous ramène naturellement à les examiner de nouveau; car là est la difficulté, l'inconnue à trouver, et le problème à résoudre.

Nous avons placé en première ligne les conditions atmosphériques et géologiques des localités, parce qu'il est constant qu'elles exercent sur l'organisme une action positive que de nombreuses observations ont démontrée. Ainsi, tout le monde sait que les montagnards, du moins ceux qui habitent des montagnes peu élevées, sont plus robustes et mieux conformés que les habitants des plaines, et qu'à hauteur égale, l'homme a les formes plus souples, mieux sculptées, quand il habite sur des coteaux et leurs versants, que lorsqu'il demeure dans le fond des vallées, surtout lorsqu'elles sont basses, tortueuses, entourées de montagnes élevées : c'est alors qu'on voit les individus placés dans de pareilles conditions, présenter des traces de dégénérescence physique qui s'accroît proportionnellement.

L'humidité est partout une des causes les plus actives, soit dans la Suisse, le Piémont, les Alpes françaises et les Pyrénées; elle n'est profitable qu'aux plantes. L'observateur qui contemple cette végétation luxuriante, ces arbres dont les branches s'élèvent très-haut, au feuillage touffu, d'une coloration foncée, qui fait l'admiration des voyageurs, et qui forme autour des maisons, une voûte impénétrable à l'air comme aux rayons du soleil, est disposé à demander aux habitants une sorte d'accord avec les beautés de la nature; mais il n'y trouve que le contraste frappant d'une population rabougrie, chétive, décimée par la fièvre et flétrie par le crétinisme.

Dans la plupart des vallées, les torrents, en débordant en été, laissent des flaques d'eau, entretiennent des marécages dont les eaux croupissantes, vaporisées par les rayons solaires, ne pénètrent que pendant quelques heures du jour dans ces bas fonds situés entre des montagnes resserrées, transforment les vallées profondes en des espèces d'étuves qu'aucun courant d'air ne vient dissiper.

L'alimentation uniforme exerce aussi une influence sur les facultés physiques et morales de l'homme que l'on ne saurait méconnaître ; car il est certain que l'homme, qui ne se nourrit que de lait, n'offre pas la constitution de celui qui se nourrit de viande. Dans beaucoup de localités, les causes du goître et du crétinisme sont attribuées à la nourriture exclusive des pommes de terre, de la châtaigne ou du pain d'avoine. Dans un grand nombre des rapports qui m'ont été fournis par MM. les curés des Alpes, l'alimentation si pauvre et si malsaine est regardée comme la principale cause productrice.

C'est ainsi que dans la vallée du Guil, M. Guillaume, curé de la commune de Riseul, s'exprime ainsi :

« Privations extrêmes pour les pauvres habitants ; le
» fond de la nourriture habituelle des gens de Riseul
» consiste dans de la soupe de choux et de fèves, as-
» saisonnée d'un petit morceau de graisse forte et
» rance, ou de quelques cuillerées de mauvaise huile
» de noix, ou, à défaut d'huile, de quelques noix con-
» cassées dans un mortier. Quand il y a impossibilité
» de se procurer un assaisonnement quelconque, on
» se résigne à ne manger que quelques châtaignes,
» ou des pommes de terre, et encore heureux ceux
» qui peuvent s'en procurer pendant les mois où l'on
» manque de pain d'avoine. Si, à la mauvaise nour-

» riture, on ajoute un travail forcé et difficile , la res-
» piration d'un air impur , le séjour dans des étables
». où croupissent les fumiers, on verra facilement ce
» que peut devenir l'espèce humaine. »

Je ne crois pas cependant que l'on doive attacher
une importance trop grande à l'influence d'une alimentation grossière; car, de toutes les influences morbifi-
ques , c'est celle dont l'habitude peut le plus souvent
atténuer l'effet.

L'expérience n'a-t-elle pas, d'ailleurs, démontré qu'il
est infiniment plus difficile de vivre dans un air vicié,
même avec de bons aliments , qu'au sein d'un air pur
avec les plus insipides? Cependant, si ces deux causes,
une mauvaise alimentation , surtout peu réparatrice ,
et la respiration d'un air impur , méphytique , tel que
celui que consomment les poumons des populations des
Alpes, soit dans leurs vallées infectées, pendant l'été,
d'effluves marécageuses, suspendues dans une atmosphère étouffante, soit dans leurs étables , pendant les
longs jours de l'hiver , se trouvent réunies, il est certain que l'organisme en souffrira, et que la dégradation physique en sera la conséquence.

L'élévation du fond des vallées au-dessus du niveau
de la mer n'empêche pas, comme l'a dit à tort l'illus-
tre Saussure, le développement du crétinisme. **M.**
Boussingault, dans son important travail sur la cause
qui produit le goître dans les Cordillières, démontre
de la manière la plus évidente que l'élévation du sol

au-dessus du niveau de la mer n'empêche pas les populations d'en être atteintes. Dans la vallée de l'Arc, en Savoie, Albiez-le-Vieux, situé à plus de 1500 mètres d'élévation ; Abriès, dans la vallée de la Durance, situé à 1632 mètres ; Fouillouse, à 1852 mètres ; Saint-Véran, à 2061 mètres, renferment des crétins atteints à divers degrés, ainsi que je l'ai observé dans mes voyages dans ces hautes vallées des Alpes françaises.

Si, dans ces hautes régions, les cas de goître et de crétinisme sont moins nombreux, on doit en attribuer la cause aux émigrations annuelles et constantes de la partie valide de la population, qui va au loin, pendant l'hiver, chercher du travail, et qui, à son retour, rapporte ses économies destinées à l'entretien de la jeune famille et des vieillards. Pendant les beaux jours de l'été, presque toute la population, hommes, femmes et enfants, sont occupés, sur les hautes montagnes, dans les pâturages alpestres, les uns à la garde des troupeaux, les autres à la confection des fromages. Dans ces hautes régions, les populations respirent un air vif et pur, sans cesse renouvelé par les courants d'air ; un soleil bienfaisant répand sur elles son action vivifiante ; l'exercice continuel, le travail incessant, entretiennent le corps dans des conditions de santé et de vigueur. Il n'y a que les infirmes qui restent dans les villages, et c'est parmi eux seuls que j'ai trouvé des crétins.

Ces populations, par leur émigration annuelle, se
soustraient à l'action permanente des causes qui déterminent le crétinisme, et c'est ainsi que l'on doit le
peu de goîtreux et de crétins qu'on remarque dans
ces vallons si élevés, où les rigueurs d'un hiver précoce et long se font si fortement sentir ; d'ailleurs,
dans ces régions si élevées, l'homme lutte sans cesse
contre des influences destructives extrêmement pres-
santes, il succombe prématurément, s'il est de com-
plexion délicate, à la rigueur du climat, ou bien sa
constitution acquiért des conditions de résistance, une
vigueur et une énergie remarquables. Il est donc certain que beaucoup des enfants qui naissent avec les
caractères du crétinisme, ne peuvent vivre dans de
telles conditions climatériques, et c'est encore ce qui
explique le petit nombre de ces infirmités dans ces
tristes contrées.

Les influences atmosphériques ont une action bien
marquée sur le développement du crétinisme, et doivent occuper la première place parmi les plus hautes
questions d'hygiène, et c'est avec une bien juste raison que M. Dumas, l'habile et savant chimiste, a dit
dans ses belles leçons, en parlant de l'influence que
les animaux et les végétaux exercent sur l'atmosphère
et qu'ils en ressentent : «Que ce que les uns donnent à
l'air, les autres le lui reprennent ; qu'enfin, à considérer ces faits au point de vue le plus élevé de la physique du globe, on pouvait dire qu'en ce qui touche leurs

éléments vraiment organiques, les plantes et les animaux dérivent et dépendent de l'air, ne sont que de l'air condensé. »

Ce qui prouve de la manière la plus évidente la part d'action des différentes causes que j'ai énumérées, c'est que là où le crétinisme a diminué, on a constaté que cette diminution était due à l'influence que les modifications locales, morales et hygiéniques avaient pu exercer directement ou indirectement sur cette infirmité. C'est ainsi que dans la vallée de Grissonney, à Saint-Jean-de-Maurienne, à Allevard, etc., j'ai constaté que le crétinisme a sensiblement diminué; qu'il en a fait de même dans le Valais, dans la ville de Berne, sans modification dans la nature du sol et des eaux, et par le seul fait des améliorations générales apportées, tant dans la salubrité des lieux, que dans le mouvement industriel et civilisateur qui en a été la suite.

Partout où il a diminué, les vieilles maisons insalubres ont été remplacées par des constructions nouvelles, mieux entendues, plus propres et moins entourées d'arbres touffus. Le bien-être, l'aisance, apportés par l'industrie et le commerce, qui ont établi des échanges sans cesse renouvelés entre les productions du pays et les denrées alimentaires qui manquaient aux localités, doivent de toute nécessité être considérés comme les causes les plus puissantes, capables d'amener la diminution du crétinisme, en dounant à ces populations inactives un travail constant.

Il est encore une cause génératrice du crétinisme
qu'il est important d'examiner, puisqu'elle a donné
lieu à plusieurs controverses.

La privation de la lumière solaire a, comme je l'ai
démontré dans le premier volume, une action bien
certaine sur la production du crétinisme; cependant
M. Bouchardat, dans le mémoire qu'il a lu à l'académie de medecine, n'attache aucune importance à ce
fait, et, avant de discuter sa manière de voir, je crois
devoir citer ses propres paroles :

« On a dit que les villages privés de la lumière di-
» recte du soleil pendant plusieurs heures du jour,
» soit à cause de l'élévation perpendiculaire des mon-
» tagnes, soit à cause des arbres touffus, des vignes
» élevées qui serpentent autour des habitations, sont
» plus exposés au crétinisme que les autres. Erreur
» d'observation, résultat adopté d'après des faits in-
» complets. La colline qui domine la vallée d'Aoste
» est exposée en plein midi; elle reçoit les rayons du
» soleil; elle est presque entièrement dépourvue de
» groupes d'arbres, et cependant elle est fortement
» infectée de crétins; tandis que la montagne en face,
» dont la pente regarde le nord, qui est constam-
» ment à l'ombre, n'en nourrit pas. C'est probable-
» ment ce fait qui a porté de Saussure à considérer
» les villages exposés au midi comme plus particuliè-
» rement prédisposés au crétinisme. »

Si M. Bouchardat avait visité ces villages, il aurait
vu que plusieurs des causes assignées au crétinisme
n'existent pas dans ceux qui sont répandus sur la
pente nord de la vallée d'Aoste, où ils sont peu nombreux, que l'aisance y est générale, que les habitants
boivent du vin, respirent un air pur, et qu'ils ont du
travail pendant toute l'année; tandis que les villages
situés sur le versant opposé sont enveloppés de brouillards pendant la plus grande partie de l'année, que le
sol y est pauvre, les habitations chétives, et l'alimentation insuffisante. Les fièvres intermittentes y règnent fréquemment; tandis que les villages exposés
au nord en sont exempts; d'ailleurs, dans la belle
vallée du Graisivaudan, j'ai indiqué que les villages
de Chapareillan, de la Buissière, de Saint-Pierre-
d'Albigny, etc., bien que recevant les rayons du soleil
du matin au soir, renfermaient un certain nombre de
goîtreux et de crétins; tandis que des villages limitro-
phes, également construits à l'exposition du levant,
bien que situés en apparence dans les mêmes conditions, n'en renferment aucun. C'est que les premiers
sont traversés en différents sens par de nombreux
ruisseaux bordés par les habitations; que le sol de
ces villages renferme des marécages entretenus par
les débordements annuels de l'Isère; que les habitations sont entourées d'arbres touffus ou placés dans
des enfoncements, tandis que les autres sont placés
sur un sol sec, loin des marais, et qu'ils ne sont point

exposés, comme les autres, aux brouillards incessants qui s'élèvent matin et soir des tourbières et des marais. Dans les uns, les fièvres intermittentes sont endémiques, tandis que, dans les autres, elles sont inconnues ou accidentelles.

Dans le premier volume, je me suis longuement étendu sur ce sujet, et je crois, ici, ne faire que les rappeler.

En présence de ces faits bien constatés, l'observateur doit nécessairement attribuer au défaut d'insolation une influence marquée sur la production du crétinisme ; car, si quelques faits semblent contredire cette vérité, c'est qu'ils ont été incomplétement observés, et il serait facile d'en citer d'autres, soit dans le Valais, soit en Savoie, en Piémont ou en France, qui démontrent de la manière la plus évidente que la privation de l'action bienfaisante des rayons solaires est une des causes puissantes du développement du crétinisme.

Ce qui prouve avec évidence l'influence des conditions anti-hygiéniques, topographiques et autres, c'est le passage suivant emprunté au travail publié par la commission sarde :

« Les habitants des lieux, dit la commission, où
» les causes d'insalubrité sont en plus grand nombre,
» et où elles sévissent avec plus d'intensité, ont pres-
» que tous un aspect cachectique ; les écrouelles et
» le rachitisme y sont assez fréquents ; la plupart ont

» l'ossature énorme, une tête volumineuse, les arti-
» culations des extrémités inférieures d'une grosseur
» extraordinaire; ils ne parviennent pas à une taille
» élevée; un bon nombre d'entre eux ont le goître,
» et ceux qui en sont exempts ont le col court,
» gros et empâté; leur figure présente quelque chose
» de grossier et d'aplati : ils ont les zygômes saillants,
» et les yeux écartés de telle façon, que leur physio-
» nomie présente du plus au moins un aspect stu-
» pide. »

Ce tableau nous montre les éléments de la maladie
répandue dans toute la population exposée à l'action
incessante des causes d'insalubrité générale.

TABLEAUX STATISTIQUES

DU

GOITRE ET DU CRÉTINISME

En Savoie, et sur le versant occidental des Alpes comprenant les trois départements

DE L'ISÈRE, DES HAUTES-ALPES ET DES BASSES-ALPES.

SAVOIE.

VALLÉE DE LA TARENTAISE.

CANTON DE BOURG-ST-MAURICE.

DÉSIGNATION des COMMUNES.	Population.	GARÇONS ATTEINTS DE			FILLES ATTEINTES DE			TOTAL.
		Créti-nisme.	Goitre.	Goitre et crétinisme.	Créti-nisme.	Goitre.	Goitre et créti-nisme.	
Bourg-St-Maurice.	3224	3	6	15	2	3	14	43
Hauteville........	1012	»	6	2	2	13	»	25
Les Chapelles.....	1063	1	5	»	1	2	»	9
Mont-Valésan	746	1	1	»	»	2	»	4
Ste-Foy..........	1365	»	»	»	1	1	»	2
Tignes...........	1077	»	»	»	1	»	»	1
Sciez	1850	6	2	7	9	11	8	43
Val-de-Tignes....	480	1	»	»	»	»	1	2
Villaroyer........	854	2	5	»	»	1	»	6
TOTAUX....	11871	14	25	24	16	35	23	135

CANTON D'AIME.

DÉSIGNATION des COMMUNES.	Population.	Créti-nisme.	Goitre.	Goitre et crétinisme.	Créti-nisme.	Goitre.	Goitre et créti-nisme.	TOTAL.
Aime...........	1191	3	60	11	2	»	17	93
Bellentre........	1038	1	360	8	4	13	7	393
La-Côte-d'Aime ..	894	»	»	»	»	»	»	»
Landry	864	»	35	10	»	12	16	71
Longefoy	482	1	4	3	2	4	6	20
Macot...........	1247	2	11	7	4	4	10	38
Montgirod	798	3	»	1	3	»	4	11
Peisey	1651	3	3	»	2	11	»	21
Tessens.........	558	3	9	1	1	12	1	27
Villette	463	1	1	»	1	3	1	7
TOTAUX.....	9166	19	481	41	19	59	62	681

CANTON DE MOUTIERS.

DÉSIGNATION des COMMUNES.	Population.	Créti-nisme.	Goitre.	Goitre et crétinisme.	Créti-nisme.	Goitre.	Goitre et créti-nisme.	TOTAL.
Le Bois	561	1	16	2	1	12	3	15
Briançon.........	333	1	2	2	»	3	1	9
Notre-Dame-du-Pré.............	667	1	»	»	2	»	»	3
Petit-Cœur......	306	2	7	1	2	6	3	21
Pussy...........	678	3	11	»	»	18	»	32
Belleville........	1411	»	»	»	»	1	»	1
St-Laurent.......	363	»	»	»	»	»	»	»
St-Marcel	424	»	77	8	»	110	8	203
St-Oyen.........	255	»	7	»	»	4	»	11
Villageret	485	3	4	6	1	2	2	20
Salins	354	»	5	5	»	5	1	16
Moutiers........	2550	3	1	2	6	1	3	16
Aigueblanche.....	438	2	2	»	3	2	1	10
Bellecombe.......	550	7	105	6	4	106	3	231
A reporter...	8844	23	235	32	19	270	27	588

CANTON DE MOUTIERS (*Suite*).

DÉSIGNATION des COMMUNES.	Population.	GARÇONS ATTEINTS DE			FILLES ATTEINTES DE			TOTAL.
		Créti- nisme.	Goître.	Goître et créti- nisme.	Créti- nisme.	Goître.	Goître et créti- nisme.	
Report......	8844	25	235	32	19	270	27	588
Bonneval........	606	2	»	»	2	»	»	4
Celliers..........	409	1	»	»	»	»	»	1
Douzy...........	714	2	9	9	1	8	5	34
Fessons-sous-Bri- ançon	627	»	42	5	6	38	»	91
Fontaines	275	»	5	»	»	3	»	8
Grand-Cœur......	376	4	3	2	8	10	3	30
Haute-Cour......	561	2	»	»	4	»	»	6
TOTAUX.....	12410	36	294	48	40	329	35	762

CANTON DE BOZEL.

Bozel............	1472	4	402	44	2	500	59	1012
Champagny	992	»	1	»	»	6	1	8
Fessons-sur-Salins.	363	1	2	1	3	7	2	16
La Perrière......	621	1	4	10	3	4	13	35
La Saulce	125	5	»	5	»	»	10	16
Les Allues	1463	5	1	1	»	3	1	11
Montagny........	757	2	»	3	3	3	6	17
Pralognan........	1043	4	»	24	1	26	»	55
St-Bon	989	»	2	1	»	1	1	5
TOTAUX.....	7825	20	412	87	12	550	93	1175

VALLÉE DE LA HAUTE-SAVOIE.

CANTON D'ALBERT-VILLE.

Albert-Ville	3406	1	3	4	2	8	4	22
Allondaz	473	1	»	2	6	1	»	10
La Bâthie	1097	13	4	2	5	1	»	25
Césarches	258	3	»	»	»	»	»	5
Cévins	840	209	1	2	8	100	4	324
Essert-Blay	1008	22	4	4	3	8	2	43
Grignan.........	589	9	1	11	8	2	9	40
Marthod.........	1307	1	1	3	4	8	»	17
Mouthion	359	11	»	8	11	»	6	36
Pallud..	581	5	»	5	18	»	»	26
Rognex	298	9	11	5	»	»	2	27
St-Paul..........	742	»	23	5	»	46	2	76
Sigismond.......	542	»	»	6	»	»	2	8
Thenesol........	405	2	7	»	2	7	»	18
Tours...........	649	4	10	»	6	7	»	27
Venthon.........	308	7	3	4	8	4	16	42
TOTAUX.....	12662	297	68	59	81	192	47	744

CANTON DE ST-PIERRE-D'ALBIGNY.

POPULATION des COMMUNES.	Population.	GARÇONS ATTEINTS DE			FILLES ATTEINTES DE			TOTAL.
		Crétinisme.	Goître.	Goître et crétinisme.	Crétinisme.	Goître.	Goître et crétinisme.	
St-Pierre-d'Albigny	3498	»	20	»	»	23	»	43
Cruet	1214	1	6	5	1	13	5	31
Fréterive	865	4	7	4	5	11	6	37
Totaux.....	5377	5	33	9	6	51	9	113

CANTON D'UGINE.

Ugine	2944	3	»	»	»	»	»	3
Flumet..........	963	3	»	»	1	2	»	6
St-Nicolas	988	5	2	4	3	1	2	17
Totaux.....	4895	11	2	4	4	3	2	26

CANTON DE BEAUFORT.

Beaufort...	3052	5	2	2	1	14	1	25

CANTON DE GRÉSY.

Grézy	1486	3	»	4	4	»	1	12
Bouvillard........	871	18	4	»	7	2	2	33
Cléry............	1067	1	3	»	»	2	»	6
Montailleur.......	1167	6	»	»	14	»	»	20
Notre-Dame	1030	10	16	19	7	3	29	84
Ste-Hélène-des-Millières........	1372	147	25	33	214	8	15	442
St-Vital	541	3	1	2	1	2	»	9
Tournon	322	5	1	2	7	1	»	16
Varens-Arvey.....	740	»	»	»	2	»	»	2
Totaux.....	8596	193	50	60	256	18	47	624

VALLÉE DE LA BASSE-SAVOIE.

CANTON DE MONTMEILLAN.

Montmeillan......	1313	1	»	»	4	»	»	5
La Chavanne	482	2	2	1	6	2	»	13
Arbin	659	1	»	»	»	»	»	1
Leyssaud	600	9	5	15	1	3	31	64
Les Mollètes......	610	»	»	»	»	»	»	»
Myans...........	440	»	»	»	»	»	»	»
Ste-Hélène	849	2	»	2	1	1	8	14
Planaise.........	518	5	3	7	2	6	3	26
St-Pierre	»	»	1	»	»	1	»	2
Villard-d'Héry....	»	»	6	»	»	7	»	13
Villard-Roux	»	»	5	»	»	4	»	9
Totaux.. ...	5473	20	22	25	14	24	42	147

VALLÉE DE LA ROCHETTE.

CANTON DE LA ROCHETTE.

DÉSIGNATION des COMMUNES.	Population.	GARÇONS ATTEINTS DE			FILLES ATTEINTES DE			TOTAL.
		Crétinisme.	Goître.	Goître et crétinisme.	Crétinisme.	Goître.	Goître et crétinisme.	
La Rochette	1253	9	3	4	5	6	7	34
Arvillard	1457	4	50	4	5	31	2	76
Détrier	291	2	»	1	4	»	»	7
Etable	476	»	4	»	»	6	2	12
La Chapelle-Blanche	591	»	3	»	»	27	»	30
La Croix-de-la-Rochette	292	»	»	1	»	»	3	4
La Table	1329	»	3	1	1	15	3	23
La Trinité	761	»	10	»	»	15	»	25
Presles	1188	3	29	4	6	28	3	73
Bétherens	269	1	2	»	»	»	»	3
Verniel	490	»	4	»	»	»	»	4
Villard-Salet	470	»	7	»	»	7	2	16
TOTAUX	8847	19	95	15	21	135	22	307

CANTON DE CHAMOUX.

Chamoux	1409	3	15	2	»	10	1	31
Bourget-en-Huile	512	4	30	7	3	48	2	94
Chateau-Neuf	976	1	39	1	4	47	2	94
Coise, Saint-Jean-Pied-Gauthier	1702	3	121	5	3	80	7	219
Hauteville	456	»	»	3	»	»	10	13
Le Poutet	595	3	33	6	»	59	2	103
Montendry	518	»	1	»	»	6	»	7
Villar-Léger	797	»	5	3	»	5	3	16
TOTAUX	6965	14	244	27	10	255	27	577

VALLÉE DE L'ARC (Maurienne).

CANTON D'AIGUEBELLE.

Aiguebelle	974	»	4	8	»	3	7	22
Aiton	1003	5	12	4	14	15	8	58
Argentine	1379	8	120	22	2	110	27	289
Bonvillard	605	3	52	4	1	54	5	99
Bourgneux	406	3	16	3	1	4	5	32
Chamousset	501	5	9	9	2	9	5	39
Epierre	490	»	20	11	»	18	15	64
Montgilbert	611	3	12	3	1	9	6	34
Mont-Sapey	515	1	10	2	»	8	2	24
Raudens	709	»	6	4	»	6	6	22
St-Alban	1209	5	127	62	5	176	72	447
St-Georges	1155	1	110	31	»	121	33	296
St-Léger	469	3	41	8	2	28	14	96
St-Pierre	275	1	30	1	1	14	1	48
TOTAUX	10099	38	549	172	29	575	207	1570

CANTON DE LA CHAMBRE.

DÉSIGNATION des COMMUNES.	Population.	GARÇONS ATTEINTS DE			FILLES ATTEINTES DE			TOTAL.
		Crétinisme.	Goître.	Goître et crétinisme.	Crétinisme.	Goître.	Goître et crétinisme.	
La Chambre	828	9	10	31	15	9	54	108
La Chapelle.......	854	6	50	28	10	40	31	145
La Chavanne......	319	2	3	3	»	6	11	25
Montaimont	1497	4	181	19	»	222	13	439
Montgelafrey	915	3	27	1	3	27	5	64
Notre-Dame	171	»	9	1	»	6	3	19
St-Colombau	1885	»	»	»	»	»	»	»
St-Etienne........	882	1	11	6	1	15	12	46
Ste-Marie.........	762	4	43	18	2	77	26	170
St-Martin	449	»	20	7	2	20	11	60
St-Rémy	854	»	120	21	»	155	14	310
Totaux....	9394	29	454	135	33	577	158	1386

CANTON DE ST-JEAN-DE-MAURIENNE.

St-Jean..........	3084	1	113	21	»	224	23	382
Albane..........	537	1	»	»	2	»	»	3
Albièz-le-Jeune ...	506	3	25	»	3	29	1	61
Albièz-le-Vieux ...	930	»	7	7	»	3	7	24
Fontcouverte	1486	»	14	4	4	5	2	29
Hermillon	533	3	24	8	1	32	9	77
Jarrier	935	2	27	30	2	29	23	113
Le Chatel........	375	»	7	3	2	12	6	30
Mont-Denis.......	380	»	7	2	»	14	3	26
Mont-Pascal......	394	1	4	»	»	18	1	24
Mont-Richer......	346	»	5	2	1	5	4	17
Mont-Rond.......	512	»	»	»	»	»	1	1
Totaux.....	10020	11	233	77	15	371	82	789

CANTON DE ST-MICHEL.

St-Michel........	1869	9	2	9	5	8	8	41
Beaune..........	442	1	4	»	2	10	2	19
St-Martin-d'outre Arc	287	»	41	16	»	36	9	102
St-Martin-la-Porte.	757	1	35	»	1	37	4	78
Thil.............	562	»	1	23	1	2	23	50
Valmeinier	755	2	1	2	1	1	1	8
Totaux....	4692	13	84	50	10	94	47	298

CANTON DE MODANE.

Modane	1200	»	26	9	»	33	8	76
Auxois...........	572	»	9	»	»	12	2	23
Avrieux	247	»	17	16	1	13	9	56
Mont-Vernier.....	507	»	12	7	»	20	7	46
Pontamafrey......	129	»	42	2	»	36	6	86
St-Jean-d'Arves ..	1951	2	3	»	1	4	»	10
A reporter....	4606	2	109	34	2	118	32	297

CANTON DE MODANE (Suite).

DÉSIGNATION des COMMUNES.	Population.	GARÇONS ATTEINTS DE			FILLES ATTEINTES DE			TOTAL.
		Créti- nisme.	Goître.	Goître et créti- nisme.	Créti- nisme.	Goître.	Goître et créti- nisme.	
Report.....	4606	2	109	34	2	118	52	255
St-Julien	824	1	13	15	1	14	11	55
St-Pancrace	401	6	20	7	5	16	11	65
Villarambert......	439	»	3	1	»	6	»	10
Villargondran	440	»	39	9	»	56	5	99
Fourneaux	170	»	26	9	»	33	8	76
Fresney	235	»	37	»	»	45	2	84
Orelle	1177	1	80	16	76	1	9	183
St-André.........	1299	2	31	»	4	34	4	75
Villarodin-Bourget	504	»	8	16	»	5	18	47
TOTAUX.....	10095	12	366	107	88	328	100	1001

CANTON DE LANS-LE-BOURG.

Lans-le-Bourg....	1550	2	13	1	1	52	»	71
Bessans	1100	»	»	»	»	1	»	1
Bonneval........	407	»	»	»	1	3	»	4
Bramans	852	2	11	3	2	25	3	46
Lans-le-Villard....	571	»	2	»	»	3	»	5
Sollières.........	642	»	»	»	1	»	»	1
Thermignon......	1254	»	2	»	»	8	»	10
TOTAUX......	6376	4	30	4	5	92	3	158

FRANCE.

—

DÉPARTEMENT DE L'ISÈRE.

ARRONDISSEMENT DE GRENOBLE.

CANTON D'ALLEVARD.

Allevard.........	2690	22	203	34	13	219	17	508
St-Pierre-d'Alle- vard	2027	5	97	5	5	93	2	205
Chapelle-du-Bard .	1277	3	91	6	2	215	3	320
Moutaret.........	535	1	64	2	»	63	4	134
Pinsot...........	1039	»	21	2	1	72	2	98
La Ferrière.......	1201	»	32	»	1	40	»	73
TOTAUX......	8769	31	508	47	20	704	28	1338

CANTON DE GONCELIN.

Moretel	421	»	11	»	»	52	»	43
Pontcharra.......	2360	24	240	16	11	223	19	533
Goncelin	1628	5	171	22	7	154	12	351
Cheylas	650	3	150	5	2	230	6	416
A reporter...	5059	32	572	45	20	659	37	1343

CANTON DE GONCELIN (*Suite*).

DÉSIGNATION des COMMUNES.	Population.	GARÇONS ATTEINTS DE			FILLES ATTEINTES DE			TOTAL.
		Créti- nisme.	Goître.	Goître et créti- nisme	Créti- nisme.	Goître.	oître et créti- nisme.	
Report......	5059	52	572	43	20	639	57	1343
St-Maximin.......	866	2	61	3	»	72	2	140
Champ	535	1	47	3	»	58	2	111
Froges	581	4	59	5	3	65	6	142
Hurtières........	281	1	27	»	2	34	3	67
La Pierre........	264	3	23	1	2	29	4	62
Tencin..........	1040	6	73	7	3	85	7	181
Theys...........	2301	»	67	1	»	87	3	158
Les Adrets	860	3	52	2	1	67	3	128
TOTAUX....	11807	52	981	63	31	1136	67	2332

CANTON DE DOMÈNE.

Combe-de-Lancey.	462	10	ª113	5	7	172	9	318
Domène.........	1584	19	227	11	5	208	7	477
Laval.	1154	3	139	7	2	142	5	298
Murianette	259	1	28	3	»	71	3	106
Revel	1076	3	36	1	2	45	5	92
Sainte-Agnès.	917	»	55	3	1	62	3	124
St-Martin-d'Uriage	2454	7	102	5	2	128	6	250
St Mury..........	402	»	28	2	1	35	2	68
Versoud.........	529	3	49	7	2	63	5	129
Villard-Bonnot....	1013	6	125	8	3	145	7	294
Saint-Jean.......	294	»	37	»	»	61	2	100
TOTAUX.....	10144	52	941	52	25	1132	54	2256

CANTON D'ENTRAIGUES.

Chantelouve......	465	1	27	2	»	31	3	64
Entraigues........	557	2	41	3	1	52	3	102
La Morte........	343	»	18	»	»	22	»	40
Oris-en-Ratier	302	2	27	1	2	31	»	63
Perier...........	661	»	35	3	»	42	1	81
Siévoz...........	321	3	41	»	»	57	4	105
Valbonnais.......	1386	12	203	15	7	225	14	476
Valdens (la)......	698	5	87	8	3	92	6	201
Valjouffray	840	2	91	7	5	103	9	217
Valette	332	»	41	5	2	57	5	110
TOTAUX....	5903	27	611	44	20	712	45	1459

CANTON DE VIZILLE.

Brié.............	630	2	28	»	1	32	3	66
Champ...........	533	7	32	1	2	43	1	86
Champagnier.....	458	2	14	»	1	22	3	42
Commiers	262	»	21	2	2	28	»	53
Jarrie	1104	3	57	4	»	62	1	127
Laffrey..........	436	»	25	1	»	27	»	53
Mésage..........	271	»	12	2	»	18	3	35
A reporter...	3714	14	189	10	6	232	11	462

CANTON DE VIZILLE (Suite).

DÉSIGNATION des COMMUNES.	Population.	GARÇONS ATTEINTS DE			FILLES ATTEINTES DE			TOTAL.
		Créti- nisme.	Goître.	Goître et créti- nisme.	Créti- nisme.	Goître.	Goître et créti- nisme	
Report......	3714	14	189	10	6	232	11	462
Mont-Chabout....	76	1	8	»	»	12	»	21
Séchilienne	1541	»	67	3	2	83	»	155
St-Barthélemy....	998	2	41	»	1	56	4	104
St-Georges	635	»	12	2	»	17	1	32
St-Jean...........	645	»	23	5	»	31	5	64
St-Pierre.........	595	»	25	2	»	29	4	60
Vaulnaveys-le Bas.	916	17	178	13	11	197	27	443
Vaulnaveys-le-Haut	1664	25	314	28	16	329	10	722
Vizille...........	2750	3	81	5	2	103	4	198
Totaux....	13533	62	938	68	38	1089	66	2261

CANTON DU VILLARD-DE-LANS.

DÉSIGNATION des COMMUNES.	Population.	Créti- nisme.	Goître.	Goître et créti- nisme.	Créti- nisme.	Goître.	Goître et créti- nisme	TOTAL.
Autrans..........	1107	»	»	»	»	»	»	»
Lans	1076	»	»	»	»	3	»	3
Méaudre..........	1008	»	18	»	»	16	»	34
Villard-de-Lans...	2026	3	7	1	»	9	1	21
Totaux....	5217	3	25	1	»	28	1	58

CANTON DE SASSENAGE.

DÉSIGNATION des COMMUNES.	Population.	Créti- nisme.	Goître.	Goître et créti- nisme.	Créti- nisme.	Goître.	Goître et créti- nisme	TOTAL.
Engins...........	454	2	32	3	1	57	3	98
Fontaines	675	4	103	5	2	118	4	236
Noyarey..........	1002	»	89	»	»	104	2	195
Pariset...........	914	1	102	3	»	109	»	215
Sassenage	1155	11	283	12	15	297	18	636
Seyssins..........	835	1	178	3	2	203	4	391
Veurey...........	829	»	62	»	1	82	3	148
Totaux....	5860	19	849	26	21	970	34	1919

CANTON DU BOURG-D'OISANS.

DÉSIGNATION des COMMUNES.	Population.	Créti- nisme.	Goître.	Goître et créti- nisme.	Créti- nisme.	Goître.	Goître et créti- nisme	TOTAL.
Allemond	1275	4	39	»	»	45	2	90
Auris-en-Oisans ..	740	2	51	5	1	62	3	124
Besse............	1027	»	30	»	»	27	»	57
Bourg-d'Oisans...	3052	12	109	15	7	149	10	302
Clavans	395	»	8	»	»	14	»	22
Le Freney.......	598	1	17	»	»	19	1	38
La Garde.........	428	3	25	2	»	28	3	61
Les Gauchoirs....	100	»	7	»	»	9	»	16
Huëz.............	465	»	»	»	»	»	»	»
Livet............	1214	12	102	13	5	137	14	283
Mizoën	661	»	16	»	1	22	»	39
Mont de-Lans	1286	1	23	»	»	35	4	63
Ornon............	618	»	16	2	»	24	1	43
Oulles...........	254	»	21	3	»	28	2	54
Oz...............	1020	1	37	»	1	46	4	89
A reporter...	13119	36	501	40	15	645	44	1281

CANTON DU BOURG-D'OISANS *(Suite)*.

DÉSIGNATION des COMMUNES.	Population.	GARÇONS ATTEINTS DE			FILLES ATTEINTES DE			TOTAL.
		Créti-nisme.	Goître.	Goître et créti-nisme.	Créti-nisme.	Goître.	Goître et créti-nisme.	
Report......	15119	56	501	40	15	645	44	1281
St-Christophe-en-Oisans.........	555	»	7	»	»	11	»	18
Vaujany........	955	1	17	»	1	25	»	42
Venosc..........	951	»	18	2	»	27	»	47
Villard-Eymond .	265	»	»	»	»	»	»	»
Villard-Reculas. ..	189	»	9	»	»	12	1	22
Villard-Reymond.	288	»	14	»	»	17	»	51
.TOTAUX.....	16262	57	566	42	16	755	45	1441

CANTON DE CLELLES.

Chichilianne......	716	»	12	»	»	16	1	29
Clelles...........	612	1	27	»	2	52	»	62
Monestier du Percy	556	»	15	»	»	9	»	24
Le Percy........	260	»	7	»	»	12	»	19
St-Martin de Clelles	254.	»	16	»	1	19	»	56
St-Maurice-Lalley.	1295	»	29	»	»	45	2	74
St-Mich.-les-Portes	409	2	17	»	2	25	»	44
Thoranne........	68	»	5	»	»	8	»	11
Trezanne........	64	»	11	»	»	17	»	28
TOTAUX.....	4028	5	157	»	5	179	5	327

CANTON DE CORPS.

Ambel.............	175	1	17	2	»	22	1	45
Beaufin.........	214	1	19	»	1	55	5	57
Corps............	1441	5	61	»	»	72	2	138
Côt-les-Corps.....	409	1	26	»	2	59	5	71
Fallavaux........	250	»	»	»	»	»	»	»
Monestier d'Ambel	195	»	28	»	»	52	4	64
Quet-en-Beaumont	555	»	15	»	»	25	1	41
La Salette........	448	1	29	»	»	47	5	80
La Salle..........	461	2	28	7	1	52	7	77
Saint-Laurent-en-Beaumont......	775	1	42	2	»	69	6	120
Sainte-Luce......	725	2	28	5	1	57	5	74
Saint-Michel-en-Beaumont......	251	»	25	1	2	19	5	50
St-Pierre de Méaroz	212	1	27	2	1	52	2	65
TOTAUX.....	5869	15	545	17	8	459	58	880

CANTON DE GRENOBLE (SUD-EST).

Bresson...........	288	»	18	1	»	25	1	45
Echirolles........	267	1	52	5	2	44	5	85
Eybens...........	866	»	50	1	»	57	»	108
Gières...........	1155	5	82	2	1	102	5	195
A reporter...	2574	4	182	7	5	226	9	431

CANTON DE GRENOBLE (Sud-Est) (Suite).

DÉSIGNATION des COMMUNES.	Population.	GARÇONS ATTEINTS DE			FILLES ATTEINTES DE			TOTAL.
		Crétinisme	Goître.	Goître et crétinisme.	Crétinisme	Goître.	Goître et crétinisme.	
Report.....	2374	4	182	7	3	226	9	431
Herbeys..........	572	1	17	»	»	25	»	43
Poisat..........	340	1	9	»	»	25	»	35
St-Martin d'Hère..	726	»	21	1	»	34	2	58
Venon..........	278	»	17	»	1	22	»	40
Totaux.....	4290	6	246	8	4	330	11	605

CANTON DE GRENOBLE (Est).

	Population.	Crétinisme	Goître.	Goître et crétinisme.	Crétinisme	Goître.	Goître et crétinisme.	TOTAL.
Bernin..........	976	»	7	»	»	19	»	26
Biviers..........	714	»	»	»	»	»	»	»
Corenc..........	568	»	3	»	»	7	»	10
Meylan..........	1117	»	»	»	»	»	»	»
Montbonnot......	360	»	5	»	»	9	»	14
Le Sappey........	420	»	»	»	»	»	»	»
Saint-Ismier......	1325	»	11	»	»	16	»	27
La Tronche.......	1572	»	9	»	»	13	»	22
Totaux....	6852	»	35	»	»	64	»	99

CANTON DE GRENOBLE (Nord).

	Population.	Crétinisme	Goître.	Goître et crétinisme.	Crétinisme	Goître.	Goître et crétinisme.	TOTAL.
Fontanil..........	655	»	17	»	»	11	»	28
Grenoble........	24888	»	»	»	»	»	»	»
Mont-Saint-Martin	131	»	3	»	»	9	»	12
Proveysieux.....	615	»	»	»	»	»	»	»
Quaix..........	700	»	11	»	»	17	»	28
Sarcenas.........	131	»	»	»	»	»	»	»
Saint-Egrève......	1240	»	32	»	1	43	»	76
St-Mart.-le-Vinoux	891	»	8	»	»	19	»	27
Totaux....	29249	»	71	»	1	99	»	171

CANTON DE SAINT-LAURENT-DU-PONT.

	Population.	Crétinisme	Goître.	Goître et crétinisme.	Crétinisme	Goître.	Goître et crétinisme.	TOTAL.
Entre-deux-Guiers	1759	»	17	»	2	19	»	38
Miribel..........	2711	»	»	»	»	»	»	»
Saint-Christophe..	1300	»	»	»	»	»	»	»
Saint-Joseph	200	»	3	»	»	7	»	10
St-Laur.-du-Pont..	2956	1	16	»	»	22	»	39
St-Pierre-de-Chartreuse..........	1566	»	10	»	»	17	»	27
St-Pierre-d'Entremont..........	1456	»	19	»	1	25	2	47
Totaux....	11928	1	65	»	3	90	2	161

CANTON DE MENS.

	Population.	Crétinisme	Goître.	Goître et crétinisme.	Crétinisme	Goître.	Goître et crétinisme.	TOTAL.
Cordéac	1081	7	37	»	»	49	2	95
Cornillon........	330	»	»	»	»	»	»	»
A reporter	1411	7	37	»	»	49	2	95

CANTON DE MENS (*Suite.*)

DÉSIGNATION des COMMUNES.	Population.	GARÇONS ATTEINTS DE			FILLES ATTEINTES DE			TOTAL.
		Crétinisme.	Goitre.	Goitre et crétinisme.	Crétinisme.	Goitre.	Goitre et crétinisme.	
Report	1411	7	37	»	»	49	2	95
Lavars	343	1	18	»	»	22	1	42
Mens	1884	»	12	»	»	33	»	45
Pellafol	701	»	»	»	»	»	»	»
Prébois	349	2	18	»	»	15	»	35
Saint-Baudille	626	»	»	»	»	»	»	»
Saint-Genis	200	»	»	»	»	»	»	»
St-Jean-d'Hérans	760	»	16	»	»	25	1	42
Tréminis	626	1	27	»	»	38	1	67
TOTAUX	6902	5	128	»	»	182	5	326

CANTON DU MONESTIER-DE-CLERMONT.

Avignonet	262	»	7	»	»	9	1	17
Château-Bernard	401	»	»	»	»	»	»	»
Gresse	808	»	18	2	»	27	»	47
Miribel-Lanchâtre	322	1	12	»	»	19	»	32
Monest.-de-Clerm.	752	»	15	»	»	22	»	37
Roissard	381	»	9	»	»	13	»	22
Sinard	492	1	15	»	»	20	»	36
St-Andéol	200	»	8	»	»	14	»	22
Saint-Guillaume	433	2	11	»	2	17	»	32
Saint-Paul-les-Monestier	530	»	6	»	»	8	»	14
Treffort	255	»	5	»	»	13	»	18
TOTAUX	4636	4	106	2	2	162	1	277

CANTON DE LA MURE.

Cholonge	371	»	7	»	»	11	»	18
Cognet	105	»	»	»	»	»	»	»
Maire	233	1	19	»	2	23	»	45
Marcieu	412	»	7	»	»	15	»	22
Monteynard	461	»	»	»	»	»	»	»
La Motte-d'Aveillans	850	»	»	»	»	»	»	»
La Motte-St-Martin	634	»	13	»	»	17	1	27
La Mure	2785	»	19	»	»	28	»	47
Nantes	618	1	22	3	»	31	»	57
Pierre-Châtel	1039	»	»	»	»	»	»	»
Ponsonnas	172	1	18	2	1	28	7	57
Prunières	376	»	9	»	»	14	2	25
Savel	114	»	7	1	»	11	»	19
Sousville	140	»	»	»	»	»	»	»
Saint-Arey	201	»	11	»	»	15	2	28
Saint-Honoré	723	»	13	»	»	19	»	32
Saint-Théoffrey	407	»	»	»	»	»	»	»
Vaulx	593	»	5	»	»	13	»	18
Villard-Saint-Christophe	544	»	17	»	1	22	»	40
TOTAUX	10798	3	167	6	4	247	12	435

CANTON DE VIF.

DÉSIGNATION des COMMUNES.	Population.	GARÇONS ATTEINTS DE			FILLES ATTEINTES DE			TOTAL.
		Créti-nisme.	Goître.	Goître et crétinisme.	Créti-nisme.	Goître.	Goître et crétinisme.	
Illières............	751	»	22	2	1	34	3	62
Vif..............	2282	1	29	3	»	41	2	76
Claix.............	1659	»	31	2	1	53	3	90
Cluzⁿ-et-Pâquier..	698	1	23	1	»	35	2	62
Le Gua...........	914	»	37	2	3	48	5	95
St-Paul-de-Varces.	720	2	43	3	4	57	3	114
Varces...........	722	1	28	1	2	33	4	69
Totaux....	7726	5	215	14	11	301	22	568

CANTON DU TOUVET.

Barraux..........	1472	»	5	»	»	12	»	17
La -Buissière.....	802	2	18	3	1	43	2	69
Chapareillan......	2541	2	57	2	2	65	1	129
Crolles...........	1511	»	»	»	»	»	»	»
La Flachère.......	412	1	10	»	»	16	1	28
Lumbin..........	685	»	»	»	»	»	»	»
Montalieu........	408	»	»	»	»	»	»	»
Saint-Bernard	378	»	7	»	»	11	»	18
Saint-Hilaire......	451	»	15	»	»	19	»	34
Saint-Marcel......	228	»	9	»	»	13	»	22
Ste-Marie-d'Alloix	332	2	19	1	»	22	2	46
Saint-Pancrace...	347	»	11	»	3	21	»	35
Saint-Vincent....	606	»	16	»	»	24	1	41
La Terrasse	1287	»	»	»	»	»	»	»
Le Touvet.......	1796	»	»	»	»	»	»	»
Totaux...	13256	7	167	6	6	246	7	439

CANTON DE VOIRON.

La Buisse........	1443	»	»	»	»	»	»	»
Chirens..........	2003	»	17	»	»	32	1	50
Coublevie........	1517	»	21	»	3	27	»	51
Pommier.........	663	»	»	»	»	»	»	»
Saint Aupre......	1041	»	13	»	»	21	»	34
St-Et.-de-Crossey.	1590	»	23	»	1	35	4	59
Voiron	6924	»	75	»	»	82	»	157
Voreppe.........	3280	»	27	»	1	48	»	76
Totaux....	18467	»	176	»	5	243	1	427

ARRONDISSEMENT DE SAINT-MARCELLIN.

CANTON DE PONT-EN-ROYANS.

Auberives-en-Roy.	314	»	»	»	»	»	»	»
Beauvoir	174	»	»	»	»	»	»	»
A reporter...	488	»	»	»	»	»	»	»

CANTON DE PONT-EN-ROYANS. (*Suite.*)

DÉSIGNATION des COMMUNES.	Population.	GARÇONS ATTEINTS DE			FILLES ATTEINTES DE			TOTAL.
		Créti-nisme.	Goître.	Goître et créti-nisme.	Créti-nisme.	Goître.	Goître et créti-nisme.	
Repor ...	488	»	»	»	»	»	»	»
Chatelus.........	273	»	23	»	1	29	»	53
Choranche.......	418	2	42	»	»	54	3	101
Iseron...........	842	»	15	»	»	23	»	38
Pont-en-Royans...	1254	3	106	»	2	118	3	234
Presles..........	519	»	27	»	»	31	»	58
Rencurel.........	896	2	43	»	1	52	2	100
St-André-en-Roys	700	»	12	»	»	19	»	31
Totaux.....	5572	9	268	»	4	326	8	615

CANTON DE TULLINS.

Cras.............	402	»	10	»	»	9	»	19
La Forteresse.....	486	»	7	»	»	11	»	18
Montaud	592	»	22	»	»	25	1	48
Morette	498	»	9	»	»	14	»	23
Polienas..	1206	»	22	»	»	34	»	56
Quincieux.......	225	»	6	»	»	13	»	19
La Rivière........	905	»	42	»	»	51	»	93
St Paul-d'Izeaux .	510	»	9	»	»	17	»	26
Saint-Quentin.....	1345	»	47	2	»	63	1	113
Tullins	3807	»	13	»	»	27	»	40
Vatilieu	604	»	9	»	»	15	»	24
Totaux....	10576	»	196	2	»	279	2	479

CANTON DE VINAY.

L'Albenc.........	1094	»	7	»	»	9	»	16
Chantesse	360	»	»	»	»	»	»	»
Chasselay........	669	»	4	»	»	7	»	11
Cognin	1146	»	22	»	»	29	»	51
Nerpol....	554	»	9	»	»	12	»	21
Rovon...........	560	»	13	»	»	18	»	31
St-Gervais	628	1	37	»	2	41	»	81
Varacieux	1216	»	8	»	»	15	»	23
Vinay	3490	»	18	»	1	25	1	45
Totaux.....	9697	1	118	»	3	156	1	279

CANTON DE SAINT-MARCELLIN.

Bessuis	344	»	»	»	»	»	»	»
Chatte...........	2071	»	13	»	»	18	»	31
Chevrières.......	914	»	»	»	»	»	»	»
Dionay..........	450	»	16	»	»	23	»	39
Montagne........	254	»	5	»	»	9	»	14
Murinais	720	»	»	»	»	»	»	»
La Sône	714	»	18	»	»	15	»	33
Saint-Antoine....	2007	»	»	»	»	»	»	»
A reporter....	7474	»	52	»	»	63	»	117

CANTON DE SAINT-MARCELLIN. *(Suite.)*

DÉSIGNATION des COMMUNES.	Population.	GARÇONS ATTEINTS DE			FILLES ATTEINTES DE			TOTAL.
		Crétinisme.	Goître.	Goître et crétinisme.	Crétinisme.	Goître.	Goître et crétinisme.	
Report.....	7474	»	52	»	»	65	»	117
Saint-Appolinard.	605	»	4	»	»	11	»	15
Saint-Bonnet-de-Chavagne.......	824	1	7	»	»	9	»	17
Saint-Hilaire-du-Rosier.........	1015	»	25	»	»	21	»	46
Saint-Lattier......	1558	»	28	»	»	37	»	65
Saint-Marcellin...	2775	»	19	»	»	28	»	47
Saint-Sauveur.....	695	»	»	»	»	»	»	»
Saint-Vérand	1041	»	32	»	»	43	»	75
Tèche...........	1054	»	»	»	»	»	»	»
TOTAUX....	17041	1	167	»	»	214	»	582

CANTON DE RIVES.

Beaucroissant.....	816	»	9	»	»	15	»	24
Charnècles........	1344	»	32	»	»	41	»	73
Izeaux	1474	»	25	»	»	13	»	38
Moirans.	2755	»	12	»	»	19	»	31
La Murette........	927	»	37	»	»	49	»	86
Réaumont	722	»	9	»	»	13	»	22
Renage........ ...	1204	»	15	»	»	18	»	33
Rives	2014	»	7	»	»	21	»	28
St-Blaise-de-Buis ..	566	»	»	»	»	»	»	»
Saint-Cassien.....	905	»	15	»	1	19	»	35
St-Jean-de-Moirans	1107	»	22	»	»	28	»	50
Vourey........ ..	1179	»	19	»	»	25	»	44
TOTAUX.....	15015	»	200	»	1	261	»	462

CANTON DE SAINT-ETIENNE-DE-SAINT-GEOIRS.

Bressieux........	265	»	7	»	»	11	»	18
Brezins....	1039	»	3	»	»	9	»	12
Brion	345	»	»	»	»	»	»	»
La Frette........	1464	»	»	»	»	»	»	»
Penol............	481	»	4	»	»	3	»	7
Plan.............	331	»	1	»	»	»	»	1
Sardieu..........	595	»	2	»	»	5	»	7
Sillans...........	1147	»	»	»	»	»	»	»
Saint-Etienne-de-Saint Geoirs....	1944	»	3	»	»	14	»	17
Saint-Geoire......	702	»	8	»	»	12	»	20
Saint-Michel......	451	»	11	»	»	16	»	27
Saint-Pierre.......	1329	»	13	»	»	18	»	31
Saint-Siméon	2277	»	»	»	»	»	»	»
TOTAUX....	12390	»	52	»	»	88	»	140

ARRONDISSEMENT DE LA TOUR-DU-PIN.

CANTON DU PONT-DE-BEAUVOISIN.

DÉSIGNATION des COMMUNES.	Population.	GARÇONS ATTEINTS DE			FILLES ATTEINTES DE			TOTAL.
		Créti-nisme.	Goître.	Goître et créti-nisme.	Créti-nisme.	Goître.	Goître et créti-nisme.	
Les Abrets.........	1205	»	3	»	»	7	»	10
Aoste	1153	»	5	»	»	2	»	7
Bâtie-Montgascon.	1311	»	»	»	»	»	»	»
Chimilin.........	1617	»	»	»	»	»	»	»
Fitilieu.	1433	»	»	»	»	»	»	»
Folatière	795	»	4	»	»	11	»	15
Granieu	405	»	»	»	»	»	»	»
Pont-de-Beauvoisin	2159	»	14	»	»	23	»	37
Pressins..........	1129	»	2	»	»	3	»	7
Romagnieu.......	1990	»	7	»	»	10	»	17
Saint-Albin.......	570	»	2	»	»	8	»	10
Saint-Jean	868	»	6	»	»	1	»	7
Saint-Martin.....	468	»	»	»	»	»	»	»
TOTAUX.....	15081	»	43	»	»	67	»	110

CANTON DE LA TOUR-DU-PIN.

Cessieux..........	2012	»	»	»	»	»	»	»
La Chapelle.......	920	»	3	»	»	»	»	3
Dolomieu........	2006	»	1	»	»	4	»	5
Faverges	1246	»	2	»	»	6	»	8
Montagnieu.......	776	»	»	»	»	»	»	»
Montcarra........	607	»	»	»	»	»	»	»
Roche-Toirin.....	1020	»	7	»	»	14	»	21
Sainte-Blandine ...	775	»	8	»	»	3	»	11
Saint-Clair........	991	»	»	»	»	»	»	»
Saint-Didier	1318	»	12	»	»	16	»	28
St-Jean-de-Soudain	722	»	»	»	»	»	»	»
Saint-Victor	1163	»	3	»	»	7	»	10
Torchefelon	774	»	1	»	»	10	»	11
La Tour-du-Pin...	2534	»	»	»	»	»	»	»
Vasselin..	457	»	14	»	»	16	»	30
Viguieux	965	»	7	»	»	12	»	19
TOTAUX....	18084	»	58	»	»	88	»	146

CANTON DE VIRIEU.

Bilieu............	557	»	2	»	»	»	»	2
Blandin	255	»	3	»	»	1	»	4
Charavines	708	»	4	»	»	1	»	5
Chassigneux......	565	»	»	»	»	»	»	»
Chélieu..........	901	»	7	»	»	»	»	7
Doissin..........	913	»	3	»	»	2	»	5
Montrevel	1517	»	14	»	»	13	»	27
Oyeu	1003	»	3	»	»	7	»	10
Panissage........	371	»	12	»	»	18	»	30
Le Passage.......	940	»	6	»	»	2	»	8
Le Pin...........	1146	»	»	»	»	»	»	»
Saint-Ondras	901	»	»	»	»	»	»	»
Valencogne.......	913	»	10	»	»	15	»	25
Virieu...........	1285	»	8	»	»	19	»	27
TOTAUX.....	12018	»	72	»	»	78	»	150

RÉSUMÉ DES CANTONS DU DÉPARTEMENT DE L'ISÈRE.

ARRONDISSEMENT DE GRENOBLE.

DÉSIGNATION des COMMUNES.	Population.	GARÇONS ATTEINTS DE			FILLES ATTEINTES DE			TOTAL.
		Crétinisme.	Goitre.	Goître et crétinisme.	Crétinisme.	Goitre.	Goître et crétinisme.	
Allevard.........	8769	31	508	47	20	704	28	1338
Goncelin....	11807	52	981	65	31	1136	67	2332
Domêne.........	10144	52	941	52	23	1132	54	2236
Entraigues......	5903	27	611	44	20	712	45	1459
Vizille..........	13555	62	938	68	38	1089	66	2261
Villard-de-Lans..	5217	3	25	1	»	28	1	58
Sassenage	5860	19	849	26	21	970	34	1919
Bourg-d'Oisans ..	16262	37	566	42	16	755	45	1441
Clelles	4028	3	137	»	5	179	3	527
Corps	5869	13	345	17	8	459	58	880
Grenoble (sud-est)	4290	6	246	8	4	330	11	605
Grenoble (est) ...	6852	»	35	»	»	64	»	99
Grenoble (nord)..	29249	»	71	»	1	99	»	171
Saint-Laurent-du-Pont	11928	1	65	»	3	90	2	161
Mens............	6902	11	128	»	»	182	5	326
Monestier - de - Clermont......	4636	4	106	2	2	162	1	277
La Mure	10798	3	167	6	4	243	12	435
Vif.............	7726	5	215	14	11	301	22	568
Touvet	13256	7	167	6	6	246	7	439
Voiron	18467	»	176	»	5	245	1	427
Totaux....	201496	336	7277	398	220	9106	442	17779

ARRONDISSEMENT DE SAINT-MARCELLIN.

Pont-en-Royans..	5372	9	268	»	4	326	8	615
Tullins	10576	»	196	2	»	279	2	479
Vinay	9697	1	118	»	3	156	1	279
Saint-Marcellin ..	17041	1	167	»	»	214	»	382
Rives...........	15015	»	220	»	1	261	»	482
Saint-Etienne-de-Saint-Geoirs...	12390	»	52	»	»	88	»	140
Roybon..........	1064	»	»	»	»	»	»	»
Totaux....	71155	11	1021	2	8	1324	11	2377

ARRONDISSEMENT DE LA TOUR-DU-PIN.

Pont-de-Beauvoisin	18026	»	43	»	»	67	»	110
La Tour-du-Pin..	18084	»	58	»	»	88	»	146
Virieu..........	11105	»	72	»	»	76	»	148
Bourgoin........	19692	»	16	»	»	22	»	38
Morestel........	17735	»	23	»	»	15	»	38
Saint-Geoire.....	10633	»	9	»	»	14	»	23
Crémieux........	16693	»	»	»	»	»	»	»
Totaux....	111988	»	223	»	»	280	»	503

ARRONDISSEMENT DE VIENNE.

DÉSIGNATION des COMMUNES.	Population.	GARÇONS ATTEINTS DE			FILLES ATTEINTES DE			TOTAL.
		Créti- nisme.	Goître.	Goître et créti- nisme.	Créti- nisme.	Goître.	Goître et créti- nisme.	
Beaurepaire......	11052	»	17	»	»	15	»	32
La Côte-St-André	14010	»	»	»	»	»	»	»
Heyrieux	12151	»	»	»	»	»	»	»
Saint-Jean-de-Bournay........	15324	»	25	»	»	51	»	56
Meyzieux........	14574	»	»	»	»	»	»	»
Roussillon	15552	»	»	»	»	»	»	»
St-Symphorien-d'Ozon	15664	»	»	»	»	»	»	4
La Verpillière....	15477	»	7	»	»	11	»	18
Vienne (nord)....	5745	»	51	»	»	62	»	113
Vienne (sud)....	22768	»	32	»	»	45	»	77
Totaux...	158474	»	132	»	»	164	»	296

RÉSUMÉ DES ARRONDISSEMENTS

DU DÉPARTEMENT DE L'ISÈRE.

Grenoble	202773	559	6956	598	216	8702	457	17048
Saint-Marcellin...	73292	10	1019	2	17	1324	11	2583
La Tour-du-Pin..	111988	»	223	»	»	280	»	505
Vienne	158474	»	132	»	»	164	»	296
Département de l'Isère, total.	526527	349	8330	400	233	10470	448	20250

DÉPARTEMENT DES HAUTES-ALPES.

ARRONDISSEMENT DE BRIANÇON.

CANTON DE BRIANÇON.

Briançon	2939	16	52	13	10	67	14	172
Cervières........	895	1	4	2	1	9	1	18
Mont-Genèvre	383	1	12	3	3	16	4	39
Névache	877	2	10	1	4	18	3	38
Puy-Saint-André..	506	59	60	32	34	58	27	250
Puy-Saint-Pierre..	452	11	15	12	9	17	3	67
Val-des-Prés......	700	6	37	3	3	49	5	103
Villard-St-Pancrace	1045	9	25	12	15	91	14	161
Totaux......	7777	85	213	80	47	325	71	850

CANTON DU MONÉTIER.

Le Monêtier......	2594	3	34	7	8	15	10	67
La Salle..........	1328	1	12	3	2	19	5	42
Saint-Chaffrey ...	1316	21	118	27	20	96	14	296
Totaux.....	5238	25	164	37	30	130	29	405

CANTON DE LA GRAVE.

DÉSIGNATION des COMMUNES.	Population.	GARÇONS ATTEINTS DE			FILLES ATTEINTES DE			TOTAL.
		Crétinisme.	Goître.	Goître et crétinisme.	Crétinisme.	Goître.	Goître et crétinisme.	
La Grave........	1886	1	23	7	2	16	2	51
Villard-d'Arène ...	477	»	11	2	1	13	3	30
Totaux....	2363	1	34	9	3	29	5	81

CANTON D'AIGUILLES.

Abriès..........	1838	»	»	»	»	»	»	»
Aiguilles.........	983	3	18	5	»	21	5	52
Arvieux	965	2	35	21	2	59	10	107
Chât.-Ville-Vieille .	1378	1	7	»	»	12	2	22
Molines	1050	2	32	5	3	47	3	92
Ristolas..........	643	»	11	2	»	9	1	23
Saint-Véran.......	800	1	19	3	1	28	2	54
Totaux.....	7657	9	120	36	6	156	23	350

CANTON DE L'ARGENTIÈRE.

L'Argentière......	1196	10	34	13	11	42	8	118
La Pisse..........	800	13	285	27	13	242	21	603
Puy-Saint-Vincent	809	37	139	32	20	143	42	413
La Roche..........	777	7	21	17	3	28	12	88
Saint-Martin-de-Queyrières......	1447	2	17	5	3	14	7	49
Vallouise	1135	33	208	52	20	217	42	552
Les Vigneaux....	457	12	23	17	4	35	21	112
Totaux.....	6621	114	727	143	76	721	153	1935

ARRONDISSEMENT D'EMBRUN.

CANTON D'EMBRUN.

Baratier	271	2	23	3	»	27	2	57
Châteauroux......	1726	4	108	5	1	127	3	248
Crevoux..........	545	1	32	2	»	43	2	80
Les Crottes.......	1496	5	137	12	3	132	5	304
Embrun..........	3062	3	173	17	7	183	11	396
Les Orres.........	1119	»	83	4	1	96	3	187
Saint-André	1051	1	63	3	»	82	4	133
Saint-Sauveur.....	878	2	28	1	2	43	1	77
Totaux.....	10146	18	631	47	14	733	31	1504

CANTON DE CHORGES.

Bréziers	564	1	13	»	1	19	3	57
Chorges	2009	2	122	7	2	137	13	283
Espinasses.......	501	»	17	1	»	23	1	42
Prunières........	423	5	52	8	3	65	6	159
Remollon	585	1	32	7	2	27	13	82
Roche-Brune......	287	2	16	»	1	24	3	46
Rousset	178	»	22	2	1	21	2	48
Theus	531	»	18	1	»	27	3	49
Totaux.....	5076	11	292	26	10	343	44	726

CANTON D'ORCIÈRES.

DÉSIGNATION des COMMUNES.	Population.	GARÇONS ATTEINTS DE			FILLES ATTEINTES DE			TOTAL.
		Créti-nisme.	Goître.	Goître et créti-nisme.	Créti-nisme.	Goître.	Goîtr. et créti-nisme.	
Champoléon.....	691	3	21	12	5	23	7	71
Orcières.........	1439	»	20	2	2	31	8	63
St-Jean-St-Nicolas.	761	2	17	1	1	12	3	36
TOTAUX.....	2911	5	58	15	8	66	18	170

CANTON DE GUILLESTRE.

Ceillac...........	921	»	»	»	»	»	»	»
Champcella.......	682	»	30	12	2	48	11	103
Eygliers..........	750	»	13	1	»	22	3	39
Freyssinières.....	892	1	43	9	»	42	7	104
Guillestre.	1672	6	80	4	8	72	5	175
Mont-Dauphin.:..	378	1	13	»	»	19	1	34
Réotier......	493	14	38	9	5	23	2	91
Risoul	932	33	114	37	21	134	31	370
Saint-Clément	611	2	39	3	»	49	5	97
Saint-Crépin......	1210	»	18	1	»	23	2	46
Vers.............	1006	»	27	1	»	48	»	76
TOTAUX.....	9567	57	417	77	36	482	67	1135

CANTON DE SAVINES.

Puy-Saint-Eusèbe.	371	»	»	»	»	»	»	»
Puy-Sanières.....	237	2	13	»	1	11	»	27
Réalon	996	»	25	2	»	34	2	63
Le Sauze........	280	»	9	»	»	17	»	26
Savines..........	1052	»	17	3	2	12	2	36
St-Appolinaire....	172	»	»	»	»	»	»	»
TOTAUX....	3128	2	64	5	3	74	4	152

ARRONDISSEMENT DE GAP.

CANTON DE LA BATIE-NEUVE.

Avançon.........	656	»	9	1	»	18	2	30
La Bâtie-Neuve....	855	»	18	3	1	22	3	47
La Bâtie-Vieille ...	157	1	12	»	2	17	3	35
Mont-Garden.	546	»	12	3	»	15	1	31
Rambaud.........	248	»	»	»	»	»	»	»
La Rochette.......	512	»	»	»	»	»	»	»
Saint-Etienne-d'A-vançon	298	»	7	1	»	11	1	20
Valserres........	475	7	72	2	»	82	3	166
TOTAUX....	3547	8	130	10	3	165	13	329

CANTON D'ASPRES-LES-VEYNES.

Agnielles.........	261	»	»	»	»	»	»	»
Aspremont.......	619	»	»	»	»	»	»	»
A reporter...	880	»	»	»	»	»	»	»

CANTON D'ASPRES–LEZ–VEYNES (*Suite.*)

DÉSIGNATION des COMMUNES.	Population.	GARÇONS ATTEINTS DE			FILLES ATTEINTES DE			TOTAL.
		Crétinisme.	Goître.	Goître et crétinisme.	Crétinisme.	Goître.	Goître et crétinisme.	
Report	880	»	»	»	»	»	»	»
Aspres-les-Veynes.	744	»	»	»	»	»	»	»
Beaume - les - Arnauds	720	1	23	»	»	17	1	42
La Beaume-Haute.	117	»	8	»	»	11	»	19
La Faurie..........	769	»	14	»	»	19	1	34
Mont-Bran..........	433	»	»	»	»	»	»	»
Saint - Julien - en - Beauchêne........	758	»	»	»	»	»	»	»
Saint - Pierre- d'Argenson	465	»	21	2	»	13	3	39
TOTAUX.....	4886	1	66	2	»	60	5	134

CANTON DE BARCILLONNETTE.

Barcillonnette.....	361	1	15	»	»	19	2	37
Esparrons	286	»	21	3	1	23	3	53
Vitrolles..........	427	»	»	»	»	»	»	»
TOTAUX.....	1074	1	36	3	1	44	5	90

CANTON DE SAINT-BONNET.

Ancelle..........	1104	»	21	1	»	17	»	39
Bénévent	596	2	13	2	1	16	1	35
Buissard.........	212	1	11	»	»	10	1	23
Chabottes........	707	2	13	1	»	12	5	33
Chabottonnes.....	184	»	»	»	»	»	»	»
Les Costes	291	»	»	»	»	»	»	»
La Fare..........	363	»	3	1	»	6	1	11
Forest - Saint - Julien	441	»	7	»	»	9	»	16
Les Infournas....	192	»	»	»	»	»	»	»
Laye.............	387	»	»	»	»	»	»	»
Molines..........	161	»	5	»	»	8	»	13
Motte - en - Champsaur..........	409	1	7	»	»	3	»	11
Le Noyer........	915	»	»	»	»	»	»	»
Poligny..........	781	»	9	»	»	7	1	17
Saint-Bonnet......	1800	3	17	1	»	18	»	1
Saint-Eusèbe......	562	»	4	»	»	9	»	13
Saint - Julien - en - Champsaur	678	»	»	»	»	»	»	»
Saint-Laurent.....	962	»	17	»	1	12	»	30
Saint-Léger.......	261	»	»	»	»	»	»	»
Saint - Michel - de- Chaillot..........	604	»	11	»	1	14	»	26
TOTAUX.....	11612	9	140	6	3	141	7	268

CANTON DE SAINT-ETIENNE-EN-DÉVOLUY.

DÉSIGNATION des COMMUNES.	Population.	GARÇONS ATTEINTS DE			FILLES ATTEINTES DE			TOTAL.
		Crétinisme.	Goître.	Goître et crétinisme.	Crétinisme.	Goître.	Goître et crétinisme.	
Agnières.........	425	»	17	»	»	21	2	40
La Cluze...	374	»	9	»	»	13	1	23
Saint-Didier.....	575	4	33	5	2	72	»	116
Saint-Etienne-en-Dévoluy	765	7	15	3	»	22	4	51
Totaux.....	2139	11	74	8	2	128	7	250

CANTON DE SAINT-FIRMIN.

DÉSIGNATION des COMMUNES.	Population.	GARÇONS ATTEINTS DE			FILLES ATTEINTES DE			TOTAL.
Aspres-les Corps..	633	1	30	2	3	50	5	91
Aubessagne......	828	»	39	3	»	47	2	91
Clémence-d'Ambel	385	»	23	»	»	14	1	38
Le Glaizil........	615	1	17	2	»	27	3	50
Guillaume-Pérouse	502	2	20	»	»	13	1	36
Saint-Firmin......	1280	»	42	3	1	51	»	97
Saint-Jacques.. ..	560	»	24	1	»	28	2	55
Saint-Maurice.....	417	»	13	1	»	19	2	35
Villard-Loubière ..	258	4	24	6	»	27	3	64
Totaux....	5496	8	232	18	4	276	19	557

CANTON DE GAP.

DÉSIGNATION des COMMUNES.	Population.	GARÇONS ATTEINTS DE			FILLES ATTEINTES DE			TOTAL.
Chaudun.........	167	»	»	»	»	»	»	»
La Freissinouze...	375	1	19	»	2	28	1	51
Gap	7215	»	27	»	»	31	2	60
Menteyer.........	662	»	»	»	»	»	»	»
Pelleautier.......	495	»	»	»	»	»	»	»
Rabou............	422	2	11	»	»	16	2	31
La Roche.........	1008	»	33	2	1	41	»	77
Romette.........	485	1	18	»	»	26	1	46
Totaux....	10825	4	108	2	3	142	6	265

CANTON DE LARAGNE.

DÉSIGNATION des COMMUNES.	Population.	GARÇONS ATTEINTS DE			FILLES ATTEINTES DE			TOTAL.
Eyquians...... ..	141	»	»	»	»	»	»	»
Laragne.....·.....	859	»	»	»	»	»	»	»
Lazet............	359	»	7	»	»	9	1	17
Monètier-Allemont	222	»	»	»	»	»	»	»
Le Poët..........	538	»	11	»	1	17	2	31
Ventavon........	1103	»	3	»	»	6	1	10
Totaux......	3222	»	21	»	1	32	4	58

CANTON D'ORPIERRE.

DÉSIGNATION des COMMUNES.	Population.	GARÇONS ATTEINTS DE			FILLES ATTEINTES DE			TOTAL.
L'Etoile	190	»	9	1	»	12	»	22
Lagrand..........	243	»	»	»	»	»	»	»
Nossage	83	»	»	»	»	»	»	»
Orpierre.........	932	»	23	2	»	31	3	59
A reporter....	1448	»	32	3	»	43	3	81

CANTON D'ORPIERRE (*Suite*).

DÉSIGNATION des COMMUNES.	Population.	GARÇONS ATTEINTS DE			FILLES ATTEINTES DE			TOTAL.
		Créti-nisme.	Goitre.	Goitre et créti-nisme.	Créti-nisme.	Goitre.	Goitre et créti-nisme.	
Report......	1448	»	52	3	»	43	5	81
Saléon............	267	»	»	»	»	»	»	»
Sainte-Colombe...	446	»	9	»	1	13	»	23
Saint-Cyrice	79	1	12	»	»	16	3	32
Très-Cléoux.......	478	»	18	5	»	25	1	47
Totaux....	2718	1	71	6	1	97	7	185

CANTON DE RIBIERS.

Antonaves........	286	»	»	»	»	»	»	»
Barret-le-Bas.. ...	520	3	11	2	1	13	2	32
Barret-le-Haut	112	1	12	»	»	17	1	31
Châteauneuf - de - Chabre........	252	»	»	»	»	»	»	»
Eourres	591	»	7	»	»	11	»	18
Pomet............	265	»	»	»	»	»	»	»
Ribiers	1415	»	»	»	»	»	»	»
Salerans	462	»	18	»	»	13	»	31
Saint-Pierre-Avez.	259	»	2	»	1	5	»	8
Totaux	4142	4	50	2	2	59	3	120

CANTON DE VEYNES.

Chabestan........	273	3	28	»	»	32	3	66
Châteauneuf-d'Oze	150	»	»	»	»	»	»	»
Châtillon-le-Désert	114	»	7	»	»	5	»	12
Clausonne	75	»	9	»	»	10	»	19
Furmeyer........	275	1	12	»	»	9	»	22
Montmaur........	679	»	»	»	»	»	»	»
Oze	169	»	»	»	»	»	»	»
Le Saix	387	»	»	»	»	»	»	»
Saint-Auban-d'Oze	197	»	»	»	»	»	»	»
Veynes	1855	»	14	»	1	22	»	37
Totaux....	4172	4	70	»	1	78	3	156

CANTON DE SERRES.

Bâtie-Mont-Saléon	410	1	12	»	»	23	»	36
Le Bersac........	212	»	8	»	»	14	2	24
L'Epine.....	684	»	17	1	»	24	»	42
Méreuil..........	241	»	»	»	»	»	»	»
Mont-Clus.......	261	»	3	»	»	7	»	10
Mont-Morin......	709	»	»	»	»	»	»	»
Mont-Rond	112	»	»	»	»	»	»	»
La Piarre.........	455	1	13	»	2	27	3	46
Savournon........	762	»	»	»	»	»	»	»
Serres	1155	»	19	»	1	24	»	44
Sigottier..........	555	»	7	»	»	11	»	18
Saint-Genis	254	»	»	»	»	»	»	»
Totaux......	5606	2	79	1	3	130	5	220

CANTON DE TALLARD.

DÉSIGNATION des COMMUNES.	Population.	GARÇONS ATTEINTS DE			FILLES ATTEINTES DE			TOTAL.
		Créti- nisme.	Goître.	Goître et créti- nisme.	Créti- nisme.	Goître.	Goître et créti- nisme.	
Châteauvieux -sur- Tallard.........	267	»	»	»	»	»	»	»
Fouillouze........	239	1	23	»	1	31	»	56
Jarjayes..........	374	»	5	»	»	18	»	23
Lardiers..........	559	»	»	»	»	»	»	»
Lettret	128	»	7	»	»	14	»	21
Neffes	414	»	7	»	»	12	»	19
La Saulce........	795	1	28	»	»	31	»	60
Sigoyer..........	783	1	1	»	1	13	»	15
Tallard..........	1140	»	»	»	»	»	»	»
TOTAUX....	4899	3	70	»	2	119	»	194

CANTON DE ROSANS.

Bruis............	452	»	»	»	»	»	»	»
Chanousse.......	293	1	16	»	3	17	»	37
Mont-Jay........	410	1	28	7	»	41	3	80
Moydans	189	»	»	»	»	»	»	»
Ribeyret.........	486	»	11	»	2	14	»	27
Rosans..........	818	»	»	»	»	»	»	»
Sorbiers.........	168	»	3	»	»	5	»	8
Saint - André - de- Rosans........	672	10	47	»	»	57	4	118
Sainte-Marie......	159	»	»	»	»	»	»	»
TOTAUX.....	3647	12	103	7	5	154	7	270

RÉSUMÉ PAR ARRONDISSEMENT DU DÉPARTEMENT DES HAUTES-ALPES.

ARRONDISSEMENT DE BRIANÇON.

Briançon........	7777	85	213	80	47	325	71	821
Monétier	5258	25	164	37	30	130	29	415
La Grave........	2363	1	34	9	3	29	5	81
Aiguilles,.......	7637	9	120	36	6	156	23	350
L'Argentière	6621	114	727	143	70	721	155	1934
TOTAUX....	29656	234	1258	305	162	1361	281	3601

ARRONDISSEMENT D'EMBRUN.

Embrun........	10146	18	651	47	14	755	31	1514
Chorges	5076	11	292	26	10	343	44	726
Orcières	2911	5	58	15	8	66	18	170
Guillestre.......	9367	57	417	77	36	482	67	1136
Savines.........	3128	2	64	5	3	74	4	152
TOTAUX....	30828	93	1482	170	71	1718	164	3698

4.

ARRONDISSEMENT DE GAP.

DÉSIGNATION des COMMUNES.	Population.	GARÇONS ATTEINTS DE			FILLES ATTEINTES DE			TOTAL.
		Crétinisme.	Goître.	Goître et crétinisme.	Crétinisme.	Goître.	Goître et crétinisme.	
La Bâtie-Neuve...	3547	8	130	10	3	165	13	329
Aspres-lez-Veynes	4886	1	66	2	»	60	5	134
Barcillonnette....	1074	1	36	3	1	44	5	90
Saint-Bonnet	11612	9	140	6	3	141	7	306
Saint-Etienne-en-Dévoluy.......	2139	11	74	8	2	128	7	230
Saint-Firmin.....	3496	8	232	18	4	276	19	557
Gap.............	10825	4	108	2	3	142	6	265
Laragne........	3222	»	21	»	1	32	4	58
Orpierre........	2718	1	71	6	1	97	7	183
Ribiers.........	4142	4	50	2	2	59	3	120
Veynes........	4172	4	70	»	1	78	3	156
Serres.........	3606	2	79	1	3	130	5	220
Tallard........	4899	3	70	»	2	119	»	194
Rosans.........	3647	12	105	7	5	134	7	270
Totaux....	67785	68	1232	65	31	1605	91	3112

RÉSUMÉ DU DÉPARTEMENT DES HAUTES-ALPES.

Briançon........	29636	234	1258	305	162	1361	281	3601
Embrun........	30828	93	1482	170	71	1718	164	3698
Gap............	67785	68	1232	65	31	1605	91	3112
Total pour le département des Hautes-Alpes..	128249	395	3992	540	264	4684	536	10411

DÉPARTEMENT DES BASSES-ALPES.

ARRONDISSEMENT DE DIGNE.

CANTON DE BARRÊME.

Barrême.........	997	1	21	»	»	26	»	48
Bedejun	106	»	»	»	»	»	»	»
Chaudon	600	2	17	»	1	23	»	43
Clumane........	1013	»	31	2	»	44	»	77
Lambruisse.......	306	»	11	»	2	15	»	28
Saint-Jacques.....	206	»	7	»	»	5	»	12
Saint-Lions.......	181	»	»	»	»	4	»	4
Tartanne	512	»	12	»	»	8	»	20
Totaux......	3921	3	99	2	3	125	»	232

CANTON DE DIGNE.

DÉSIGNATION des COMMUNES.	Population.	GARÇONS ATTEINTS DE			FILLES ATTEINTES DE			TOTAL.
		Créti-nisme.	Goître.	Goître et créti-nisme.	Créti-nisme.	Goître.	Goître et créti-nisme.	
Aiglun.	374	2	28	4	2	59	»	95
Ainac	104	»	11	1	»	21	»	33
Auribeau	160	3	7	1	»	12	»	23
Barras.	282	1	10	2	1	13	»	27
Castellard........	173	1	17	3	»	22	»	43
Chaffaud	231	»	11	2	»	21	3	37
Champternier.....	406	»	18	»	»	24	»	42
Courbons........	443	2	13	3	»	15	2	35
Digne	3992	»	32	1	2	43	»	80
Dourbes.........	298	»	»	»	»	»	»	»
Entrages.........	310	»	17	»	»	21	»	38
Gaubert	428	»	»	»	»	»	»	»
La Gramuse......	72	»	8	»	»	5	»	13
Lambert.........	128	»	25	2	1	32	3	63
Mallemoisson.....	250	»	»	»	»	»	»	»
Marcoux.........	319	1	17	»	1	23	»	42
Melan	150	»	11	»	»	14	2	27
La Pérusse.	42	»	»	»	»	»	»	»
La Robine	175	1	12	»	2	16	1	32
Les Sieyes.......	338	»	5	»	»	9	»	14
Saint-Estève	117	2	8	»	1	13	»	24
Thoard	906	3	27	2	»	36	4	72
TOTAUX...	9700	16	277	21	10	401	15	740

CANTON DE LA JAVIE.

Archail..........	101	2	17	1	»	23	2	45
Beaujeu	450	»	21	3	»	31	4	59
Blégiers..........	512	1	27	»	2	34	»	64
Brusquet	621	»	11	3	»	15	4	33
Draix......	176	»	7	»	»	11	»	18
Esclaugon	101	»	12	»	»	17	2	31
La Javie..........	428	2	32	4	»	51	2	91
Marioux.........	165	»	7	»	»	13	»	20
Prads	486	»	22	2	»	35	1	60
Tanaron.........	241	»	9	»	»	12	1	22
TOTAUX	3281	5	165	13	2	242	16	443

CANTON DES MÉES.

Le Castellet......	338	»	11	2	»	13	»	26
Chenerilles........	102	»	9	»	»	13	2	26
Entrevennes	624	2	12	1	»	17	1	33
Malijai	529	1	28	3	»	32	1	65
Les Mées	2129	»	23	4	2	36	»	65
Mirabeau	515	3	47	2	8	62	7	129
Oraison..........	1736	»	21	»	2	27	»	50
Puy-Michel.......	761	»	7	»	»	5	»	12
TOTAUX......	6734	6	158	12	12	207	11	406

CANTON DE MEZEL.

DÉSIGNATION des COMMUNES.	Population.	GARÇONS ATTEINTS DE			FILLES ATTEINTES DE			TOTAL.
		Crétinisme	Goître.	Goître et crétinisme.	Crétinisme.	Goître.	Goître et crétinisme.	
Beynes............	417	»	17	»	»	21	»	38
Bras-d'Asse.......	436	»	7	»	»	12	»	19
Château Redon ...	142	»	3	»	»	5	»	8
Creisset..........	146	»	8	»	1	4	»	13
Espinouse........	185	»	11	»	»	15	2	28
Estoublon........	602	»	18	»	1	22	»	41
Mezel............	875	»	13	»	2	17	1	33
Saint-Jeannet....	316	2	8	»	1	13	»	24
Saint-Julien	280	»	»	»	»	»	»	»
Saint-Jurson.....	61	»	»	»	»	»	»	»
Trevans..........	160	2	14	»	»	11	2	29
TOTAUX....	3620	4	99	»	5	120	5	253

CANTON DE MOUSTIERS.

Châteauneuf......	584	3	41	»	»	52	2	98
Levens	157	»	11	1	»	16	3	31
Moustier.........	1725	1	52	»	2	76	1	132
La Palud.........	809	»	»	»	»	»	»	»
Rougon	496	2	13	»	»	15	»	30
TOTAUX.....	3771	6	117	1	2	159	6	291

CANTON DE RIEZ.

Albiosc..........	91	»	»	»	»	»	»	»
Allemagne	724	»	12	»	»	18	»	30
Esparron.........	509	»	»	»	»	»	»	»
Montagnac.......	715	»	21	»	2	16	»	39
Mont-Pezat.......	151	1	12	»	»	18	»	31
Puy-Moisson	1357	»	18	»	»	29	»	47
Quinson.........	949	1	10	»	2	15	1	29
Riez.............	3115	»	32	1	»	41	3	77
Roumoulles.......	584	»	»	»	»	»	»	»
Sainte-Croix	521	1	15	»	1	17	»	34
Saint Jeurs	564	»	21	»	2	25	1	49
Saint-Laurent.....	206	»	»	»	»	»	»	»
TOTAUX.....	9484	3	141	»	7	179	5	336

CANTON DE SEYNE.

Auzet	300	2	23	»	4	31	»	60
Barles............	448	1	51	2	»	62	5	121
Montclar	591	3	47	2	4	58	2	116
Selonnet	616	2	71	1	2	62	3	141
Seyne...........	2795	3	105	»	3	117	11	259
Saint-Martin.....	136	1	28	1	2	13	»	45
Verdaches.......	261	2	31	1	»	34	2	70
Le Vernet	314	»	52	3	»	61	2	118
TOTAUX....	5461	14	408	10	15	438	25	910

CANTON DE VALENSOLLE.

DÉSIGNATION des COMMUNES.	Population.	GARÇONS ATTEINTS DE			FILLES ATTEINTES DE			TOTAL.
		Créti-nisme.	Goître.	Goître et créti-nisme.	Créti-nisme.	Goître.	Goître et créti-nisme.	
Brunet	509	1	12	»	»	16	1	30
Gréoux..........	1432	»	»	»	»	»	»	»
Saint-Martin......	341	»	»	»	»	»	»	»
Valensolle	3321	»	16	»	»	21	»	37
TOTAUX.....	6003	1	28	»	»	37	1	67

ARRONDISSEMENT DE BARCELONNETTE.

CANTON D'ALLOS.

Allos	1313	2	75	2	3	90	14	186

CANTON DE SAINT-PAUL.

L'Arche	789	»	6	1	»	11	2	20
Meyronnes	605	1	3	»	»	7	1	12
Saint-Paul	1802	»	8	2	»	17	4	31
TOTAUX.....	3196	1	17	3	»	35	7	63

CANTON DE BARCELONNETTE.

Barcelonnette.....	2144	5	152	3	1	171	6	338
Châtelard.........	586	»	131	7	»	140	2	280
Enchastrayes	881	1	7	»	2	19	3	32
Faucon..........	504	»	21	3	1	32	»	57
Fours	547	»	18	»	»	17	2	37
Jausiers	1903	»	9	1	»	13	3	26
Saint-Pons.......	658	»	4	»	»	15	»	19
Thuiles..........	572	2	28	4	3	42	3	82
Uvernet	806	1	127	4	7	231	2	372
TOTAUX......	8601	9	497	22	14	680	21	1243

CANTON DU LAUZET.

Le Lauzet........	1020	»	»	»	»	»	»	»
La Bréole........	932	2	290	13	8	402	13	728
Miolans	1364	13	203	13	2	195	13	441
Pontis...........	356	7	46	2	1	52	3	111
Revel	973	2	72	3	»	96	3	178
Saint-Vincent.....	626	4	121	2	2	107	3	239
Ubaze...........	202	2	61	»	1	71	2	137
TOTAUX.....	5473	30	793	33	14	923	39	1834

ARRONDISSEMENT DE CASTELLANE.
CANTON DE St-ANDRÉ.

DÉSIGNATION des COMMUNES.	Population.	GARÇONS ATTEINTS DE			FILLES ATTEINTES DE			TOTAL.
		Créti-nisme.	Goître.	Goître et créti-nisme.	Créti-nisme.	Goître.	Goître et créti-nisme.	
Allous............	488	»	8	»	»	10	»	18
Anglès	347	»	11	2	»	12	1	26
Aryens	243	»	5	»	»	7	»	12
Colle	80	»	2	»	»	5	»	7
Courchons........	142	»	»	»	»	»	»	»
Méouilles..	48	»	»	»	»	»	»	»
Moriés	725	»	21	»	2	28	»	51
La Mure..........	501	»	7	»	»	12	»	19
Peyresq	238	»	27	3	»	32	1	63
Saint-André	783	1	18	»	2	14	»	35
Totaux....	3393	1	99	5	4	120	2	231

CANTON DE COLMARS.

Beauvezer........	742	3	61	5	»	72	»	141
Colmars..........	927	2	52	»	1	59	4	118
Basse-Thoranne...	894	5	34	2	1	42	7	91
Haute-Thoranne..	775	2	41	»	2	53	»	98
Villars..........	685	1	27	4	3	41	2	78
Totaux....	4023	13	215	11	7	267	13	526

CANTON D'ANNOT.

Annot............	1292	2	40	3	»	69	7	121
Braux	434	7	69	2	»	107	»	185
Fugeret	619	»	47	»	»	90	»	157
Meailles	587	»	56	»	»	69	»	125
Montblanc........	178	»	3	»	»	7	»	10
Saint-Benoît......	512	»	11	»	»	18	2	31
Ubraye..........	566	»	7	»	»	10	1	18
Vergons.........	480	»	3	»	»	7	»	10
Totaux.....	4688	9	236	5	»	377	10	637

CANTON DE CASTELLANE.

Castellane	2106	»	11	»	»	13	2	26
Castillon..........	177	»	»	»	»	»	»	»
Chasteuil	166	»	»	»	»	»	»	»
Demandolx........	330	»	8	»	»	7	»	15
Eoulx	281	»	»	»	»	»	»	»
La Garde........	266	»	11	»	»	5	»	16
Peyroulles........	620	»	8	»	2	11	»	21
Robion...........	152	»	»	»	»	»	»	»
Soleilhas......	625	»	17	1	»	21	3	42
Saint-Julien.......	175	»	13	»	1	15	»	29
Taloire	122	»	4	»	»	7	»	11
Taulane	152	»	11	»	»	13	2	26
Villars-Brandis....	140	»	»	»	»	»	»	4
Totaux....	5292	»	83	1	3	92	7	186

CANTON D'ENTREVAUX.

DÉSIGNATION des COMMUNES.	Population.	GARÇONS ATTEINTS DE			FILLES ATTEINTES DE			TOTAL.
		Crétinisme.	Goître.	Goître et crétinisme.	Crétinisme.	Goître.	Goître et crétinisme.	
Aurent............	96	1	21	»	»	25	2	47
Saint-Cassien.....	159	»	19	2	1	16	»	38
Castellet-les-Sausses............	405	2	20	1	2	27	1	53
Entrevaux.......	1485	7	116	2	4	123	»	254
La Rochette.......	365	»	8	»	»	11	»	19
Sausses..........	544	7	108	2	6	117	8	248
Saint-Pierre.....	199	»	16	»	2	21	»	39
Ville-Vieille.......	236	»	27	»	1	22	2	52
TOTAUX....	3269	17	335	7	16	362	13	750

CANTON DE SENEZ.

Blieux..........	907	»	21	2	»	18	»	41
Le Poil..........	344	»	12	»	»	15	2	29
Majastres........	270	»	7	1	»	12	»	20
Senez...........	913	»	12	»	»	11	»	23
TOTAUX.....	2434	»	52	3	»	56	2	113

ARRONDISSEMENT DE FORCALQUIER.

CANTON DE BANON.

Banon..........	1337	»	»	»	»	»	»	»
Carniol...	94	»	»	»	»	»	»	»
L'Hospitalet......	269	»	7	»	»	11	»	18
Montsalier.......	441	»	16	»	»	9 .	»	25
Redortiers........	519	»	»	»	»	»	»	»
Revest-des-Brousses............	640	»	8	1	»	15	»	24
Revest-du-Bion...	685	1	7	»	»	9	»	17
La Rochegiron....	412	»	5	»	»	11	»	16
Saumane.........	535	»	»	»	»	»	»	»
Simiane..........	1345	»	22	»	»	27	2	51
Valsaintes........	94	»	5	»	»	5	»	8
TOTAUX.....	6171	1	70	1	»	85	2	159

CANTON DE SAINT-ETIENNE-LES-ORGUES.

Cruis............	576	2	19	3	»	31	2	57
Fontienne........	206	1	13	»	»	16	1	31
Lardiers.........	393	3	7	»	1	12	»	23
Mallefougasse.....	217	»	»	«	»	»	»	»
Montlaux........	198	2	27	»	1	25	2	57
Ongles	827	»	37	»	2	41	1	81
Revest-en-Fangat .	239	»	17	»	1	12	2	32
Saint-Etienne-les-Orgues........	1169	1	43	3	»	57	6	110
TOTAUX....	3825	9	163	6	5	194	14	391

CANTON DE FORCALQUIER.

DÉSIGNATION des COMMUNES.	Population.	GARÇONS ATTEINTS DE			FILLES ATTEINTES DE			TOTAL.
		Crétinisme.	Goître.	Goître et crétinisme.	Crétinisme.	Goître.	Goître et crétinisme.	
Dauphin	628	»	»	»	»	»	»	»
Forcalquier.......	3036	»	»	»	»	»	»	»
Limans..........	450	»	7	»	»	8	»	15
Mane.............	1542	»	»	»	»	»	»	»
Niozelles	354	»	11	»	»	9	»	20
Pierrerue.........	621	»	»	»	»	»	»	»
Sigonce	489	»	»	»	»	»	»	»
Saint-Maime......	311	»	13	»	»	17	»	30
Saint-Michel.....	973	»	7	»	»	5	»	12
Villeneuve	872	»	3	»	»	5	»	8
Totaux....	9236	»	41	»	»	44	»	85

CANTON DE MANOSQUE.

Corbières...... ..	585	»	»	»	»	»	»	»
Manosque........	5543	»	16	»	»	22	1	39
Montfuron........	414	»	»	»	»	»	»	»
Pierrevert.......	852	»	»	»	»	»	»	»
Sainte-Tulle	1164	»	7	»	»	8	»	15
Volx	918	»	»	»	»	»	»	»
Totaux....	9476	»	23	»	»	30	1	54

CANTON DE PEYRUIS.

Augès...........	96	»	»	»	»	»	»	»
La Brillanne	252	»	»	»	»	»	»	»
Ganagobie.......	92	»	13	»	»	17	»	30
Lurs............	1236	»	22	»	»	16	»	38
Peyruis..........	868	»	16	2	1	23	»	42
Totaux....	2544	»	51	2	1	56	»	110

CANTON DE REILLANNE.

Aubenas.........	165	»	7	»	»	11	»	18
Le Bourget.......	56	»	»	»	»	»	»	»
Cereste..........	1147	»	3	»	»	6	»	9
Lincel	144	»	»	»	»	»	»	»
Montjustin	217	»	»	»	»	»	»	»
Oppedette.......	221	»	»	»	»	»	»	»
Reillanne........	1421	»	19	»	»	27	1	47
Sainte-Croix......	174	»	»	»	»	»	»	»
Saint-Martin.....	147	»	7	»	»	8	»	15
Vachères	599	»	»	»	»	»	»	»
Villemus.........	286	»	5	»	»	10	»	15
Totaux.....	4577	»	41	»	»	62	1	104

ARRONDISSEMENT DE SISTERON.
CANTON DE NOYERS.

DÉSIGNATION des COMMUNES.	Population.	GARÇONS ATTEINTS DE			FILLES ATTEINTES DE			TOTAL.
		Crétinisme.	Goître.	Goître et crétinisme.	Crétinisme.	Goître.	Goître et crétinisme.	
Bovons..........	218	1	12	2	»	17	»	32
Châteauneuf......	626	»	15	»	»	22	1	38
Curel............	298	»	»	»	»	»	»	»
Noyers..........	1366	»	32	2	3	51	»	88
Les Omergues....	797	2	12	»	»	17	»	31
Saint-Vincent.....	735	»	17	»	»	21	2	40
Valbelle.........	674	»	5	»	»	9	»	14
TOTAUX.....	4712	3	93	4	3	137	3	243

CANTON DE LA MOTTE-DU-CAIRE.

Le Caire.........	244	2	37	»	»	48	1	88
Châteaufort.......	230	»	16	»	»	19	»	35
Clamensane.......	575	1	28	3	1	35	2	70
Claret...........	499	»	»	»	»	»	»	»
Curbans.........	618	2	19	»	2	21	»	44
Melve...........	290	»	»	»	»	»	»	»
La Motte du-Caire	692	»	32	1	»	34	3	70
Nibles...........	149	»	8	»	»	11	»	19
Sigoyer..........	242	1	15	2	»	23	2	43
Thèze...........	404	»	19	1	»	28	3	51
Valavoire........	254	»	8	2	1	17	»	28
Valernes.........	687	»	11	1	»	18	2	32
Vaumeil.........	480	1	21	2	»	33	1	58
TOTAUX.....	5144	7	214	12	4	287	14	538

CANTON DE SISTERON.

Authon.........	335	»	12	»	1	18	»	31
Chardavon.......	43	»	1	»	»	»	»	»
Entrepierre......	473	»	11	»	»	15	2	28
Faissal..........	96	2	12	1	»	19	2	36
Mison..........	1411	»	»	»	»	»	»	»
Sisteron.........	4429	2	41	»	3	57	2	105
Saint-Geniès.....	482	»	17	2	»	35	1	55
Saint-Symphorien.	215	»	8	»	2	12	1	23
Vilhosc.........	255	»	11	»	1	9	»	21
TOTAUX.....	7757	4	112	3	7	165	8	299

CANTON DE TURRIERS.

Astoin.........	126	2	19	2	1	23	4	51
Bayous..........	804	3	101	5	2	117	2	230
Bellafaire........	325	1	37	3	1	52	7	101
Esparron........	252	2	28	1	»	32	2	65
Faucon..........	199	1	17	2	1	23	1	45
Gigors..........	209	»	52	2	1	57	8	80
Piégut..........	219	»	16	1	2	23	»	42
Reynier.........	312	3	41	2	»	59	3	108
A reporter...	2446	12	291	18	8	366	27	722

CANTON DE TURRIERS. (*Suite.*)

DÉSIGNATION des COMMUNES.	Population.	GARÇONS ATTEINTS DE			FILLES ATTEINTES DE			TOTAL.
		Créti-nisme.	Goître.	Goître et créti-nisme.	Créti-nisme.	Goître.	Goître et créti-nisme.	
Report......	2446	12	291	18	8	366	27	722
Turriers.........	613	4	69	1	1	92	7	174
Urtis............	112	1	28	1	»	31	2	63
Venterol.........	377	»	37	1	»	42	2	82
TOTAUX....	3548	17	425	21	9	531	38	1041

CANTON DE VOLONNE.

Aubignocs	339	2	28	3	»	35	5	71
Beaudument......	123	»	8	2	»	17	1	28
Château Arnoux ..	632	2	14	»	1	32	2	51
Châteauneuf-Val-Saint-Donat	399	»	21	2	»	28	»	51
L'Escale..........	651	2	32	4	»	29	5	72
Montfort	278	»	18	»	»	21	»	39
Peipin...........	466	»	28	1	5	32	»	64
Salignac.........	655	1	37	2	»	43	1	84
Sourribes........	266	2	21	»	»	13	»	36
Volonne	1278	5	69	1	»	52	»	127
TOTAUX....	5067	14	276	15	4	302	12	623

RÉSUMÉ PAR ARRONDISSEMENT DU DÉPARTEMENT DES BASSES-ALPES.

ARRONDISSEMENT DE DIGNE.

Barrême.........	3921	3	99	2	3	125	»	232
Digne	9700	16	277	21	10	401	15	740
La Javie.........	3281	5	165	13	2	242	16	443
Mées...........	6734	6	158	12	12	207	11	406
Mezel	3620	4	99	»	5	120	5	233
Moustiers........	3771	6	117	1	2	159	6	291
Riez............	9484	3	141	1	7	179	5	336
Seyne	5461	14	408	10	15	438	25	910
Valensolle	6003	1	28	»	»	37	1	67
TOTAUX....	51975	58	1492	60	56	1908	84	3658

ARRONDISSEMENT DE BARCELONNETTE.

Allos...........	1513	2	75	2	3	90	14	186
Barcelonnette...	8601	9	497	22	14	680	21	1243
Le Lauzet.......	5473	30	795	35	14	923	39	1834
Saint-Paul......	3196	1	17	3	»	35	7	63
TOTAUX....	18783	42	1382	62	31	1728	81	3326

ARRONDISSEMENT DE CASTELLANE.

DÉSIGNATION des COMMUNES.	Population.	GARÇONS ATTEINTS DE			FILLES ATTEINTES DE			TOTAL.
		Crétinisme.	Goître.	Goître et crétinisme.	Crétinisme.	Goître.	Goître et crétinisme.	
Saint-André.....	5395	1	99	5	4	120	2	231
Annot..........	4688	9	256	5	»	377	10	657
Castellane	5292	»	83	1	5	92	7	186
Colmars	4025	13	215	11	7	267	13	526
Entrevaux.......	3269	17	335	7	16	362	13	750
Senez..........	2434	»	52	3	»	56	2	113
TOTAUX....	23099	40	1020	32	30	1274	47	2443

ARRONDISSEMENT DE FORCALQUIER.

Banon..........	6171	1	70	1	»	85	2	159
Saint-Etienne-les-Orgues........	5825	9	163	6	5	194	14	391
Forcalquier.....	9256	»	41	»	»	44	»	85
Manosque.......	9476	»	23	»	»	30	1	54
Peyruis.........	2544	»	51	2	1	56	»	110
Reillanne.......	4577	»	41	»	»	62	1	104
TOTAUX...	35849	10	389	9	6	471	18	903

ARRONDISSEMENT DE SISTERON.

La Motte-du-Caire	5144	7	214	12	4	287	14	538
Noyers..........	4712	3	93	4	3	137	3	243
Sisteron........	7757	4	112	3	7	165	8	299
Turriers........	3548	17	425	21	9	531	38	1041
Volonne........	5067	14	276	15	4	302	12	623
TOTAUX....	26228	45	1120	55	27	1422	75	2744

RÉSUMÉ DU DÉPARTEMENT DES BASSES-ALPES.

Digne..........	51975	58	1492	60	56	1908	84	3658
Barcelonnette....	18785	42	1382	62	31	1728	81	3326
Castellanne	23099	40	1020	32	30	1274	47	2443
Forcalquier......	35849	10	389	9	6	471	18	903
Sisteron........	26228	45	1120	55	27	1422	75	2744
Total pour le département des Basses-Alpes....	155934	195	5403	218	150	6803	305	13074

RÉCAPITULATION GÉNÉRALE.

DÉSIGNATION des DÉPARTEMENTS.	Population.	GARÇONS ATTEINTS DE			FILLES ATTEINTES DE			TOTAL.
		Crétinisme.	Goître.	Goître et crétinisme.	Crétinisme.	Goître.	Goître et crétinisme.	
Savoie..........	148011	760	3442	946	660	3702	1007	10517
Isère...........	526527	349	8330	400	233	10470	448	20230
Hautes-Alpes	128249	395	3992	540	264	4684	536	10411
Basses-Alpes.....	155934	195	5403	218	150	6803	305	13074
Totaux.....	958721	1699	21167	2104	1307	25659	2296	54232

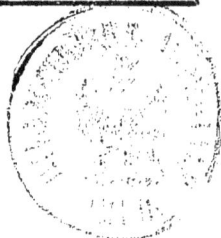

FIN DU DEUXIÈME ET DERNIER VOLUME.

TABLE DES MATIÈRES.

Quatrième partie.

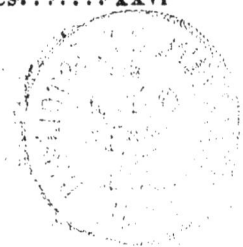

FIN DE LA TABLE.

www.ingramcontent.com/pod-product-compliance
Lightning Source LLC
Chambersburg PA
CBHW071643200326
41519CB00012BA/2387